AF298329

MÉMOIRE

SUR

LES TUMEURS SANGUINES

DE LA VULVE ET DU VAGIN.

IMPRIMERIE DE MIGNERET,

RUE DU DRAGON, N.º 20.

MÉMOIRE

SUR

LES TUMEURS SANGUINES

DE

LA VULVE ET DU VAGIN;

PAR L. C. DENEUX,

Professeur de Clinique d'accouchement à la Faculté de Médecine de Paris, ex-Médecin de la Maison d'Accouchement, Membre de l'Académie royale de Médecine, de la Société de Médecine, du Cercle médical; Correspondant de l'Académie et de la Société médicale d'Émulation de la ville d'Amiens, de la Société de Médecine de Caen, de celle du département de l'Eure;

Accoucheur de S. A. R. Madame Duchesse de Berry, Chevalier des Ordres royaux de Saint-Michel et de la Légion d'Honneur, de l'Ordre de Constantin des Deux-Siciles.

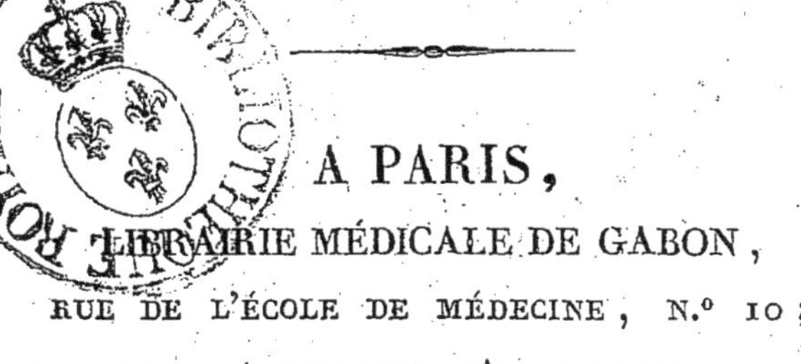

A PARIS,

LIBRAIRIE MÉDICALE DE GABON,

RUE DE L'ÉCOLE DE MÉDECINE, N.º 10;

A MONTPELLIER, MÊME MAISON.

1830.

AVANT-PROPOS.

Il y a environ deux ans que M. Massot, chirurgien en chef de l'hôpital de Perpignan, adressa à l'Académie royale de médecine une *Observation sur la Formation spontanée d'une énorme tumeur sanguine à la grande lèvre gauche, chez une Dame, parvenue au neuvième mois de la grossesse.* Je fus chargé de faire un rapport sur cette observation. A-peu-près à la même époque, M. le docteur Vingtrinier de Rouen publia, dans la *Revue médicale*, un fait analogue à celui de M. Massot, et tandis qu'à l'occasion de ce fait, on annonçait qu'il n'en existait que cinq observations dans les auteurs, un jeune praticien faisait imprimer qu'il avait eu occasion d'observer sept à huit cas de ce genre. Je plains sincèrement ceux de mes confrères qui jouissent de la fâcheuse prérogative de rencontrer souvent des accidens peu communs pour d'autres. Si j'en juge d'après mon expérience, les tumeurs sanguines de la vulve et du vagin sont fort rares ; car dans une pratique de plus de quarante ans , je n'ai eu occasion de les observer que trois fois : encore un des faits s'est-il passé à la maison d'accouchement de Paris : et c'est le seul que j'aie vu dans cette maison pendant les cinq années durant lesquelles le service médical m'en a été confié.

Avant de présenter à l'Académie le rapport qu'elle m'avait demandé, je voulais connaître tout ce qui avait été écrit sur les thrombus de la vulve ou du vagin : c'est ainsi que Le Dran a le premier nommé les tumeurs sanguines de ces parties. En compulsant les ouvrages didactiques, et surtout les recueils d'observations, je ne tardai pas à me convaincre que l'on ne possédait sur cet accident que des connaissances fort incomplètes ; que le danger qui l'accompagne était généralement méconnu, et qu'il existait des opinions très-différentes sur les moyens qu'il réclame. Je conçus le projet de rassembler et de publier toutes les observations que je pourrais découvrir. Outre l'avantage d'offrir une réunion de faits très-curieux, disséminés pour la plupart dans des ouvrages peu répandus ou écrits en langues étrangères ; il m'a semblé que le rapprochement, la comparaison de ces faits servirait beaucoup à éclaircir la théorie de la formation de cette espèce de thrombus, son diagnostic, son prognostic et surtout ses indications prophylactiques et curatives. J'ai grouppé toutes les observations d'après ce qu'elles présentaient de plus remarquable. Il en est une dont je regrette de n'avoir pu donner les détails ; elle est consignée dans le tome deuxième des *Cases in Midwifery by W. Perfect.*

Je n'ai pu me procurer la totalité de cet ouvrage dont je ne possède que le premier volume. J'ai fait suivre chaque observation des réflexions qu'elle m'a suggérées. Il m'a semblé que c'était le seul moyen de faire disparaître tout ce que peut avoir de sec, d'aride la lecture successive de beaucoup de faits, de rendre cette lecture plus profitable ; car une réflexion en fait souvent naître d'autres. J'avoue que ce travail m'a beaucoup instruit. Je désire qu'il soit aussi profitable à ceux qui voudront prendre la peine de le lire.

MÉMOIRE

SUR LES TUMEURS SANGUINES

DE LA VULVE ET DU VAGIN.

HISTORIQUE.

La multitude de vaisseaux sanguins et spécialement de veines qui entourent le vagin et se rendent à la vulve; la situation de ces vaisseaux au milieu d'un tissu cellulaire lâche et extensible; les changemens qu'ils éprouvent par la grossesse; la distension, la compression qu'ils subissent par le séjour de l'enfant dans le fond de l'excavation pelvienne, par son passage à travers la vulve; toutes ces causes réunies expliquent facilement la possibilité de l'accident dont je vais m'occuper, et, si quelque chose doit étonner, c'est sa rareté.

On aurait tort de croire que si l'on a négligé jusqu'ici l'étude de ces épanchemens, on doive

l'attribuer à leur peu d'importance ; car je ferai voir bientôt qu'ils ont donné lieu à de graves erreurs de diagnostic, et que souvent aussi
ils ont été suivis de la mort. À peine cependant quelques auteurs s'en sont-ils occupés
d'une manière spéciale. J. Rueff, chirurgien
de Zurich, en a fait mention dès l'année 1554,
dans son traité *De conceptu et generatione hominis*. Mais le premier ouvrage qui ait été publié
sur ce sujet est une dissertation inaugurale sou-
tenue à Basle en 1734, pour obtenir le titre de
docteur en médecine et en chirurgie, par Jean
Henri Kronauer. Cette dissertation a pour
titre : *De tumore genitalium post partum sanguineo.*

On trouve dans le tome premier du journal
général de médecine publié en 1796, un mémoire sur le même sujet, et en 1806 Boer en a
fait la matière d'un travail particulier, inséré
sous le titre *De fluxu quodam sanguinis in puer-
peris ante incognito*, dans le tome deuxième de
son ouvrage intitulé : *Naturalis medicinæ obs-
tetriciæ libri septem*, Viennæ 1812.

Dans la même année 1812, le docteur Audibert soutint à la Faculté de Médecine de Paris,
une thèse ayant pour titre : Dissertation sur l'é-
panchement sanguin qui survient aux grandes

lèvres ou dans l'intérieur du vagin pendant le travail ou à la suite de l'accouchement.

En 1824, M. F. J. Siebenhaar présenta à l'université de Leipsick, une dissertation latine intitulée : *Observationes de tumore vaginæ sanguineo ex partu oborto.*

L'article Thrombus de la vulve et du vagin, inséré par le docteur Legouais dans le Dictionnaire des sciences médicales, complète la liste de tout ce qui a été publié *ex professo* sur ce sujet.

Ces différens travaux sont fort incomplets. » Il est probable, dit le dernier auteur que je viens de nommer, il est probable, et l'intérêt de l'art nous le fait vivement souhaiter, que si l'on parvient à appeler l'attention des praticiens sur ce genre d'affection, les observations plus multipliées que l'on en publiera, mettront à même d'en composer une histoire plus complète, et de suppléer à ce que peut laisser à désirer celle que nous présentons aujourd'hui. »

Le docteur Legouais ne connaissait sans doute pas tous les faits qui avaient été publiés lorsqu'il a écrit ces lignes, car il en existe un assez grand nombre dans les auteurs; et cette espèce de thrombus a été observée pendant l'état de vacuité de l'utérus, pendant la grossesse, pendant et après l'accouchement.

Mauriceau , Peu , Veslingius , Fichet De Fléchy , Ledran , Alix, Lentin, Delius, Barbaut, Macbride, Berdot, Peyrilhe, Brasdor, Zeller, Solayrès, Hunter, Baudelocque, Casaubon, Coutouly, Pacull, Siebold, Perfect, D'outrepont, Chaussier, Mme Lachapelle, Blagden, Dewees, etc. etc. ont fait connaître des observations de ce genre, et c'est bien à tort que l'on a imprimé dernièrement que l'on n'en trouvait que cinq dans les auteurs ; il en existe à ma connaissance près de soixante. Enfin, au commencement de cette année, le docteur Meissner en a relaté plusieurs dans des réflexions sur les varices et tumeurs sanguines des lèvres de la vulve, insérées dans le *Gemeinsame deutsche Zeitschrift für Geburtskunde* 1830, V.^ter *band* , II.^tes *heft* , *S.* 189.

Causes.

Je ne connais qu'un seul exemple bien constaté de thrombus de la vulve, hors l'état de grossesse, et c'est Hunter qui le rapporte.

» Mme B*** tombe, dit-il, à la renverse sur un seau qui était derrière elle. La grande lèvre gauche porta sur l'anse du seau, et supporta tout le poids du corps. Cinq minutes après la chute, cette partie qui avait été contuse, devint le siège d'une tumeur considérable avec fluctuation. Etant porté à croire qu'une petite artère avait été rompue et donnait lieu à l'extravasation du sang, je saignai la malade et je fis appliquer des cataplasmes sur la tumeur pour diminuer la distension de la peau. *Je me gardai bien de l'ouvrir, craignant que l'hémorrhagie suspendue par la pression que le sang extravasé exerçait sur le vaisseau rompu, ne vint à reparaître.* Quelques heures après l'accident, elle s'ouvrit d'elle-même, et il sortit une assez grande quantité de sang. Les cataplasmes furent continués. A chaque pansement, il s'écoulait du sang dont la quantité diminuait de jour en jour. La contusion avait été si forte qu'une partie de la peau tomba en gangrène, et la séparation de l'escharre vint agrandir l'ouverture du foyer. Au bout de quinze jours, il ne restait qu'une plaie superficielle ayant un pouce de longueur sur un demi pouce de largeur. (*Traité sur le sang, etc. Tom.* II. *p.* 15).

Quoi qu'en dise Hunter, il n'est pas probable que dans ce cas le sang ait été fourni par une artère ; ce n'est point de la sorte que se terminent les lésions du système artériel, et la manière dont la guérison s'est effectuée me porte à croire qu'il y avait seulement rupture d'une ou plusieurs veines. L'élasticité différente de la peau et du tissu veineux permet facilement de comprendre pourquoi la première a résisté d'abord à la cause vulnérante pour ne céder ensuite qu'à une grande distension. Ce fait présente une analogie parfaite avec les tumeurs sanguines qui surviennent dans toute autre partie du corps par suite de contusion.

Voici une observation qui a quelque rapport avec celle de Hunter.

Une fille adulte tomba sur le pommeau d'une chaise, se déchira profondément une des grandes lèvres, la petite lèvre du même côté et une partie du vagin. Une hémorrhagie considérable suivie de syncopes alarmantes fut le résultat de cette blessure. On fit appeler M. Sédillot jeune, qui arrêta promptement l'effusion du sang en tamponnant le vagin. La suppuration s'établit peu de jours après, et la guérison ne se fit pas attendre. *Journal général*, tome I.ᵉʳ, pag. 459.

Il n'y eut point de thrombus dans ce fait, sans doute parce que la peau se trouva largement déchirée. Mais la cause est la même que celle mentionnée par Hunter, et l'abondance de l'hémorrhagie montre combien le système vasculaire de ces parties est développé, avec quelle facilité il verse le sang. Plusieurs syncopes avaient eu lieu lors de l'arrivée de M. Sédillot, et cependant l'hémorrhagie n'était point due à l'ouverture d'une artère. Les hémorrhagies artérielles ont des caractères que l'auteur n'eût point manqué de signaler s'ils eussent existé.

S'il pouvait rester quelque doute après la lecture de ce fait, il suffira de lire l'observation suivante.

Une femme âgée de vingt-quatre ans était heureusement accouchée de son premier enfant, après un travail de cinq à six heures. La délivrance avait eu lieu naturellement, lorsque, trois heures après, il survint des accidens qui firent soupçonner une hémorrhagie. En effet, l'utérus tombé dans l'inertie renfermait des caillots dont on fit l'extraction. Des applications froides sur les cuisses et l'hypogastre accélérèrent le retour de la matrice sur elle-même. Cependant l'hémorrhagie continuait, la malade était extrêmement pâle et faible; on fit des recherches pour savoir d'où provenait le sang; on reconnut qu'il était fourni par

une veine variqueuse de la nymphe droite. Il
sortait aussi abondamment que si cette veine
eût été ouverte avec la lancette; on tamponna
avec un morceau d'agaric. L'hémorrhagie s'arrêta; la malade s'est fort bien rétablie.

Ce fait s'est passé à l'hospice de la Maternité
de Paris en 1809.

La source de l'hémorrhagie ne fut pas douteuse. Le sang était fourni par une veine. L'affaiblissement de la malade était considérable;
il est vrai qu'il y avait eu une perte utérine.
C'est une complication remarquable et dont la
connaissance peut être utile dans les cas où la
matrice étant contractée, le sang continue de
couler. La manifestation de l'hémorrhagie trois
heures après la délivrance est digne de remarque. Sans doute que le passage de l'enfant aura
seulement affaibli la paroi de la veine variqueuse, et que la rupture de cette veine aura
eu lieu par l'accumulation plus considérable
du sang qui s'y sera fait, en raison de la perte
de ressort de ses parois, de l'impossibilité où
elle se sera trouvée d'aider à la circulation de
ce sang.

Les thrombus de la vulve, rares dans l'état
de vacuité de la matrice, s'observent plus fréquemment pendant la grossesse. Dans ce der-

nier cas, on a vu plusieurs fois des épanchemens sanguins considérables se former tout-à-
coup dans les grandes lèvres.

« Une femme, d'un tempérament sanguin
et d'une vivacité extrême, se refusa constamment à la saignée pendant le cours de sa grossesse, malgré le besoin qu'elle en avait et les
sollicitations réitérées qui lui furent faites pour
l'engager à s'y soumettre.

Le 17 janvier 1803, cette dame éprouva subitement, sur les cinq heures de l'après midi,
une douleur violente à la grande lèvre gauche,
qui, dans un instant, devint énorme et s'ouvrit spontanément, ne pouvant contenir la
grande quantité de sang qui y abordait. Des
dames du voisinage accoururent aux cris d'a-
larme, et se persuadèrent, à l'aspect de cette
grosse tumeur accompagnée de perte de sang,
que la tête de l'enfant se présentait, et que
cette dame accouchait. Je fus appelé sur-le-
champ. Comme on ne me trouva point chez
moi, on courut chez un de mes collègues, qui
se rendit de suite auprès de la malade ; j'y arrivai très-peu d'instans après. Nous trouvâmes
une tumeur d'un brun noirâtre, de la grosseur de la tête d'un enfant à terme, occupant
toute l'étendue de la grande lèvre gauche, dé-

jetée de dedans en dehors, la nymphe du même côté presque entièrement effacée, sans pouvoir trouver la moindre trace de l'ouverture de la tumeur, que nous présumâmes s'être faite dans la vulve, d'après le caillot que nous y trouvâmes.

Nous n'eûmes aucun doute sur la nature de cette tumeur toute sanguine, et nous attribuâmes sa formation à la crevasse de quelque veine variqueuse profondément située dans l'épaisseur de cette grande lèvre.

La dame souffrait beaucoup; nous crûmes qu'au moyen de mouchetures sur la tumeur, nous opérerions un dégorgement qui pourrait soulager la malade: elles n'eurent aucun succès et les douleurs devinrent plus fortes. Le soir sur les neuf heures, la malade fut saignée, et malgré que nous n'eussions pas grand espoir d'obtenir la résolution de cette tumeur, nous fûmes d'avis de la couvrir d'un cataplasme fait avec parties égales d'eau et de vin, de feuilles de roses et de mie de pain. Elle ne put supporter ce topique, ni même l'application de compresses trempées dans une décoction émolliente.

Le lendemain matin, la tumeur ne nous parut pas avoir diminué de volume; nous appliquâmes autour vingt-cinq sangsues, sans le plus léger dégorgement, ce qui nous décida à réitérer la saignée qui ne nous donna pas de meilleur résultat ; et nous fûmes réduits, la malade ne pouvant supporter les compresses émollientes, à n'employer que des lotions de cette même décoction, légèrement animée par l'alcool faible et camphré.

Dans cet état de choses, la tumeur ne faisant pas de progrès, nous prescrivîmes un régime anti-phlogistique, et je fus chargé seul le troisième jour, de conduire cette maladie peu ordinaire, et fort désagréable, au terme de la grossesse.

Le 4.ᵉ point de changement ; le 5.ᵉ, la tumeur s'affaissa ; le 6.ᵉ, la peau de la face interne de la tumeur, la nymphe comprise, qui était désorganisée, se sépara en partie, et laissa voir un gâteau sanguin.

Pendant les 7.ᵉ, 8.ᵉ, 9.ᵉ, 10.ᵉ et 11.ᵉ jours, toute la partie désorganisée tomba complètement, et me permit de retirer à chaque pansement des 11.ᵉ et 12.ᵉ jours, une grande quantité de sang coagulé. Ce sang était contenu dans les cellules du tissu cellulaire, parfaitement écartées, remplies d'un caillot chacune, séparées en cases particulières par une lame cellulaire.

très fine, d'un brillant vitré, que je détachai
à l'aide d'une cuiller à café qui me servait à
enlever chaque caillot en particulier.

Le 12.ᵉ jour, au pansement du soir, la tumeur tout-à-fait vidée des caillots et détergée
par des injections faites lentement avec une
décoction de racines de guimauve, présenta
des bourgeons charnus de bonne nature; elle
offrait une étendue de près de cinq pouces de
longueur, sur près de deux pouces de large.

La malade fut pansée deux, trois, quatre
fois par jour et plus, avec un gâteau de charpie bien souple, pour remplir la caverne que
présentait la grande lèvre, et enduit de cérat
quelquefois opiacé, par rapport à la grande
sensibilité des parties.

Ce qui tourmenta beaucoup la malade et fit
renouveller souvent les pansemens pendant le
cours du traitement, fut le contact de l'urine à
sa sortie du méat urinaire, soit en passant sur
les bords de la plaie, qui cependant étaient ga-
rantis par un linge enduit de cérat, soit en pé-
nétrant les pièces d'appareil. La malade aurait
pu éviter ces douleurs, du moins en très-
grande partie, en supportant l'introduction
d'une sonde dans la vessie, ce qu'elle ne voulut
jamais permettre, malgré mes instances jour-

nalières , et en plaçant dans la vulve une éponge très-souvent renouvelée, qui aurait absorbé le peu d'urine qui aurait coulé à la sortie de la sonde, ou bien la sonde élastique à demeure, faisant toujours usage des éponges.

Le dix-huitième jour qui suivit l'apparition de la tumeur, cette dame accoucha d'un gros enfant, sans éprouver de fortes douleurs aux parties malades ; et le vingt-unième jour après l'accouchement, elle fut complètement guérie.

Cette observation appartient à M. Massot, chirurgien en chef de l'hôpital civil de Perpignan, qui l'a communiquée à l'Académie royale de Médecine.

La tumeur est survenue spontanément, sans cause apparente. M. Massot pense qu'il existait un état variqueux de la grande lèvre gauche ; ce qu'il y a de certain , c'est qu'il y avait des varices à la cuisse de ce côté. On conçoit facilement que la pléthore a pu , en augmentant la distension des vaisseaux déjà affaiblis, en amener la rupture. Ce n'est pas seulement dans des varices des parties génitales qu'une pareille déchirure ne reconnaît quelquefois d'autre cause que la pléthore, et si c'était ici le lieu, je ne serais pas embarrassé pour en faire connaître plusieurs exemples.

Quoi qu'il en soit, il est arrivé plusieurs fois pendant la grossesse que des contusions ont donné lieu à de pareilles tumeurs sanguines des grandes lèvres, soit qu'il y ait eu ou non des varices dans ces parties.

J'ai vu, dit Berdot, une tumeur sanguine des grandes lèvres chez une femme grosse de sept mois, qui s'était heurtée contre le bout d'un timon de charriot. La tumeur, qui, en peu de temps, devint très-volumineuse, fut ouverte avec la lancette; il en sortit quelques verres de sang en partie coagulé. En peu de jours, la femme a été guérie sans accidens. (*Abrégé de l'art d'accoucher*, T. II, p. 523.)

Casaubon rapporte qu'une femme de trente ans, grosse de sept mois, reçut sur les fesses un coup de pied qui la renversa. A l'instant même il parut au bas de la vulve une petite tumeur qui égala promptement la grosseur d'une tête d'enfant. La sage-femme qui fut mandée ayant fait mettre la malade au lit, et s'étant assurée que ce n'était ni la poche des eaux, ni la tête de l'enfant qui formait la tumeur, l'attribua à un renversement du vagin et voulut en faire la réduction. Mais cette poche se creva du côté gauche, ce qui donna issue à un caillot énorme; suivi d'une hémorrhagie à laquelle la malade succomba bientôt. Après avoir pratiqué l'opération césarienne , au moyen de laquelle il retira un enfant vivant, Casaubon rechercha d'où pouvait provenir l'hémorrhagie. Le placenta était adhérent partout. Il ouvrit la poche d'où le sang était sorti. Il y introduisit la main, et reconnut que le foyer était entre le vagin et les parties circonvoisines, qui en avaient été écartées par le sang. (*Journal général de Médecine*, T. I.ᵉʳ, p. 456.)

Il n'est pas certain que, dans ce fait, la contusion ait été exercée sur les grandes lèvres et le vagin, non plus que dans l'observation suivante, rapportée par Peyrilhe sous le nom de hernie variqueuse.

Le 28 mai 1772, une femme grosse de six mois, juchée sur une chaise d'un pied de haut, le bras fortement étendu pour atteindre un corps éloigné, se laisse doucement tomber sur le carreau ; elle se relève, ne sent pas qu'elle se soit blessée, et cependant se voit inondée de sang. La sage-femme accourt, juge que le sang provient de l'utérus, et me fait appeler. J'arrive cinq quarts-d'heure après l'accident. La femme était déjà morte, noyée dans son sang. Je pratiquai l'opération césarienne. En cherchant la source de l'hémorrhagie, je reconnus qu'elle ne provenait en aucune manière de la matrice ; mais la grande lèvre droite de la vulve était tuméfiée, violette, infiltrée de sang et déchirée transversalement dans l'étendue d'un pouce. En portant le doigt dans cette déchirure, je tombai dans un sac qui pouvait contenir trois onces de liquide, entrecoupé de petites brides celluleuses, et rempli de caillots de sang noir. (*Histoire de la chirurgie*, T. II, p. 784.)

La manière dont la chute a eu lieu, l'absence complète de douleur après cette chute, portent à croire que la commotion qui en est résultée et peut-être l'alongement forcé du bras, ont été la cause de la rupture d'un vaisseau sanguin, dont les parois se trouvaient sans doute extrêmement amincies. Cependant il u'est pas impossible que la grande lèvre ait porté contre la chaise, ou même qu'elle ait été froissée contre le plancher.

Ces réflexions sont applicables à un autre fait observé par Casaubon, dans lequel la tumeur sanguine est survenue à la suite d'une chute sur les fesses. Mais le même praticien en a rencontré un troisième dans lequel la violence a porté dans un point assez éloigné du siége du

mal, pour prouver que la commotion seule,
l'ébranlement, ou peut-être un refoulement
brusque du sang dans des parties voisines, ont
pu y donner lieu. Cette violence n'était autre
chose qu'un coup de poing sur le ventre.

Dans ce dernier cas, et probablement dans
ceux qui précèdent, il existait sans doute une
prédisposition très-grande, une dilatation variqueuse considérable d'une ou de plusieurs
veines, et quoique l'état variqueux ne soit pas
mentionné, il serait difficile sans lui de se rendre raison de semblables déchirures, et surtout de pertes de sang aussi abondantes.

Le fait suivant me paraît devoir être rap-
proché des précédens. Quoiqu'il n'offre ni tumeur du vagin, ni gonflement des grandes
lèvres, il présente avec eux la plus grande
analogie; il peut servir à faire comprendre le
mécanisme de leur formation.

Une femme de campagne, âgée de trente
ans, d'une forte constitution, étant dans le
cinquième mois de sa quatrième grossesse,
monta sur une charette qui se rendait à la
ville, distante de son domicile d'environ deux
lieues. Pendant la route, sur un chemin cail-
louteux, brisé par des ornières profondes,
cette femme se plaignit plusieurs fois que la

violence des secousses et des cahots de la voiture lui causait de grandes douleurs, surtout au côté droit de l'abdomen. Cependant elle eut le courage d'y résister ; à son arrivée à la ville, elle se mit sur un lit pour se reposer de ses fatigues ; mais bientôt il survint des faiblesses, des défaillances, des sueurs froides, et cette femme mourut tranquillement dans l'espace de trois heures. A l'ouverture du corps, qui fut faite par Leroux, de Dijon, nous trouvâmes l'utérus arrondi, développé comme il l'est au terme de quatre à cinq mois de grossesse ; il occupait la région hypogastrique, et contenait un fœtus que nous jugeâmes d'environ cinq mois de conception : cet organe, ainsi que les viscères des différentes cavités splanchniques, ne nous présentèrent aucune altération remarquable ; mais il y avait dans la partie profonde de l'abdomen, du côté droit, sous le péritoine, une grande quantité de sang noir en partie fluide, en partie coagulé, qui était infiltré, ramassé en un foyer, et formait une longue et large tumeur qui, de la fosse iliaque du côté droit, s'étendait jusqu'à la hauteur du rein, et avait près de cinq pouces de largeur ; nous évaluâmes à plus de trois livres la quantité de sang extravasé, et après avoir nettoyé, abstergé autant qu'il fut possible ce vaste foyer, nous reconnûmes évidemment que l'effusion du sang avait été produite par la rupture d'une des veines de l'ovaire droit, veines qui toujours sont fort dilatées pendant la grossesse, surtout chez les femmes qui ont déjà eu plusieurs enfans. (*Chaussier, Mémoires et Consult. de médecine légale, etc.*, Paris 1824, p. 397.)

Cette observation, ai-je dit, me paraît devoir éclairer beaucoup la théorie des tumeurs sanguines de la vulve : en effet, elle montre la dilatation des veines comme cause prédisposante, les secousses occasionnées par les cahots d'une voiture comme cause déterminante de la rupture d'une de ces veines : enfin, elle fait voir qu'une pareille rupture peut laisser épancher dans le tissu lamineux une quantité assez considérable de sang pour que la mort s'en suive, sans qu'il s'écoule une seule goutte de sang au-dehors, sans qu'on puisse supposer qu'une compression quelconque sur cette veine au-dessus de la déchirure a intercepté la circulation, a forcé le sang à s'échapper malgré la résistance des parties et la coagulation de celui qui était déja sorti de ses vaisseaux.

Les thrombus de la vulve et du vagin peu-

vent survenir pendant le travail de l'enfantement. Un assez grand nombre de faits le démontrent.

Je fus appelé par un de mes confrères, dit
M. Sédillot, pour secourir une femme chez
laquelle il était survenu subitement un gonflement énorme à la vulve, à l'instant où elle
se livrait aux efforts qui semblaient devoir terminer l'accouchement. La tête du fœtus était
déjà apparente, lorsque les grandes lèvres devinrent tout-à-coup volumineuses et si rapprochées, qu'il ne fut plus possible de voir ni de
toucher la tête, et les douleurs semblaient
presque éteintes. La rapidité avec laquelle la
tumeur s'était formée, et la couleur bleuâtre
de la face interne des grandes lèvres, déno-
taient clairement qu'elle était de l'espèce des
thrombus.

Le gonflement s'opposait fortement à l'accouchement, en bouchant en quelque sorte le
passage, et la femme paraissait d'ailleurs très-
fatiguée. On crut devoir donner issue au sang
en déchirant du bout des doigts l'une et l'autre grande lèvre du côté de l'intérieur de la
vulve, ce qui se fit aisément à cause de la tension et de la ténuité de la membrane interne.
On déchira de même plusieurs cellules qui

formaient autant de poches. Il sortit d'abord
des caillots , et ensuite du sang fluide en assez
grande quantité pour opérer le dégorgement
et la détumescence des parties. On put bientôt
toucher la tête du fœtus et la découvrir de
nouveau , comme avant l'accident , de sorte
que l'accouchement se fit à l'aide de quelques
douleurs secondées de l'action du levier.
(*Journ. génér.*, T. I.er, p. 460.)

Dans ce fait , dont la cause n'est point mentionnée, l'épanchement avait son siége dans
les deux grandes lèvres ; il y avait double tumeur ; il arrive bien plus souvent qu'un seul
côté de la vulve soit infiltré de sang, qu'il n y
ait qu'une seule tumeur.

J. Veslingius , dans une lettre qu'il écrivit
en 1647 à G. Volkamerus sur les erreurs des
accoucheurs , rapporte avoir vu autrefois deux
femmes chez lesquelles du sang s'était épanché entre les membranes du vagin pendant un
accouchement difficile , au point de former
dans la grande lèvre une tumeur énorme : on
ouvrit ces tumeurs , mais on n'évacua que peu
à peu le sang, qui était noir, et les femmes se
rétablirent. (*J. Veslingii* , *Observ. anat. et*
epistolæ med., etc. , *editæ a Th. Bartholino* ,
p. 168.)

J'aurai occasion plus loin de citer plusieurs autres observations semblables. Je vais en ce moment en rapporter une de Lentin, dans laquelle on voit que l'épanchement sanguin avait son siége dans les petites lèvres. Ces replis étaient tellement gonflés par du sang extravasé, que chacun d'eux ressemblait à une grande vessie remplie de sang noir. Il existait une obliquité antérieure considérable de l'utérus. L'enfant se présentait par les fesses, comme cela avait déjà eu lieu dans deux couches précédentes. Cependant, des douleurs très-fortes poussaient l'enfant dans le fond du bassin, où toutes les parties se trouvaient tuméfiées par le sang qui y stagnait, et prêtes à se rompre. Il se fit à l'une des nymphes une ouverture profonde, par laquelle il s'échappa au moins cinq livres de sang. Lentin fut appelé au secours de cette femme ; il la trouva très-faible, assoupie, tourmentée d'un hoquet, ayant les extrémités froides et de fréquentes défaillances. Le sang coulait abondamment par l'ouverture qui s'était faite, lorsqu'on ne comprimait point de part et d'autre avec les doigts. On tamponna avec de la charpie imbibée d'esprit-de-vin : mais l'hémorrhagie ne put être totalement arrêtée, et la mort eut lieu avant l'extraction de l'enfant, qu'on avait cru devoir retarder en raison des convulsions et des défaillances de la femme. (*Memorabilia*, p. 92.)

Ce n'est pas ici le lieu d'examiner la conduite tenue par Lentin dans cette occasion, d'apprécier les motifs qui l'engagèrent à retarder l'extraction de l'enfant, et de faire voir que les convulsions, les défaillances et la persistance de l'hémorrhagie devaient faire accélérer plutôt que retarder la terminaison de l'accouchement. Je reviendrai sur ce sujet.

Avant d'arriver aux thrombus qui surviennent après la délivrance, je dois faire connaître un fait unique, peut-être, dans les annales de la science.

Une femme âgée de vingt-neuf ans, d'un tempérament lymphatique, ayant beaucoup d'embonpoint, de stature petite avec le bassin très évasé, avait eu une grossesse assez pénible. Le travail de l'enfantement marcha avec peu de rapidité, les eaux s'écoulèrent de bonne heure, le fœtus présentait les fesses. Il devint nécessaire de dégager les pieds et d'extraire l'enfant; ce qui fut fait avec la plus grande facilité par M. Ané. Cet enfant était mort : pendant qu'on cherchait à le rappeler à la vie, la mère ressentit de nouvelles douleurs ; il y avait dans la matrice un second enfant qui présentait le sommet de la tête au détroit supérieur dans la première position. La tête s'engageait dans l'excavation, et on espérait qu'elle ne tarderait pas à être expulsée, lorsqu'on s'aperçut de la présence d'une tumeur sanguine sans pulsation, qui faisait saillie à la partie postérieure et supérieure du vagin, et qui avait pris naissance dans le tissu cellulaire situé entre le sacrum et la face postérieure du rectum, ce dont on s'assura en portant le doigt dans cet intestin. En peu d'instans cette tumeur acquit un volume énorme ; elle refoulait en avant la partie postérieure du vagin, en obstruait toute la cavité, envahissait le tissu cellulaire de la fesse gauche, et la grande lèvre du même côté était gonflée au point qu'elle paraissait prête à se rompre.

On appela en consultation le célèbre Baudelocque : on convint qu'il fallait terminer l'accouchement ; mais on reconnut qu'on ne pouvait le faire qu'après avoir évacué le sang qui formait la tumeur, cette tumeur bouchant, pour ainsi dire, le passage, et rendant impossible l'introduction de la main ainsi que la sortie du fœtus. Pour cela, on fit à la grande lèvré gauche une incision longitudinale d'un pouce et demi d'étendue : cette incision donna issue à environ quatre onces de sang fluide, et à quelques caillots. On introduisit ensuite le doigt dans la plaie aussi profondément qu'on le pût, on le promena en différens sens pour rompre les cellules, et on obtint par cette manœuvre une nouvelle quantité de sang coagulé, qui fut évaluée à sept ou huit onces.

La tumeur qui proéminait dans le vagin étant affaissée, on put faire l'extraction de l'enfant en allant chercher les pieds; malgré la promptitude avec laquelle la version fut exécutée, l'enfant était mort. On opéra de suite la délivrance qui ne présenta rien de particulier.

La malade fut maintenue à un régime sévère et mise à l'usage des délayans. Toutes les heures on faisait sur la vulve des lotions avec du vin tiède étendu d'eau. La nuit se passa sans sommeil, mais avec peu de douleurs.

Le deuxième jour, le ventre était douloureux, legèrement tendu; le poids des couvertures sur cette partie ainsi que sur les cuisses était insupportable, le pouls dur, petit et fréquent, la langue rouge et sèche, la soif extrême. Le sang ne cessait pas de couler par la petite plaie et par la vulve ; cette dernière partie était tuméfiée, douloureuse ; la lèvre gauche, la fesse du même côté et la circonférence de l'anus étaient fortement ecchymosées.

On fit faire sur le ventre des fomentations émollientes ; on prescrivit des lavemens de même nature, des injections dans le vagin avec la décoction d'orge et de miel rosat.

La journée se passa assez bien ; la nuit fut calme ; il y eut un peu de sommeil qui se serait sans doute prolongé si la malade n'eût point été tourmentée vers le matin par le besoin de rendre ses urines, qu'elle ne put satisfaire.

Le troisième jour, la malade fut sondée trois fois ; la sensibilité du ventre était moindre ; la révolution laiteuse se fit complètement. Les mêmes moyens furent continués.

Le 4.º jour, pas de fièvre, ventre moins sensible ; quelques escharres superficielles, blanchâtres paraissent à la vulve. Les urines n'ayant point repris leur cours, on mit à demeure dans la vessie une sonde de gomme élastique.

Le 7.º jour, plus de sensibilité au ventre ni aux cuisses ; chute des escharres de la vulve, écoulement par le vagin et la plaie d'une sérosité sanguinolente ; la sonde fut ôtée et la malade put uriner facilement.

Le 11.ᵉ jour, cessation de la fièvre ; l'écoulement qui se fait par la vulve et la plaie, est plus lié, plus abondant ; les plaies superficielles provenant de la chute des escharres ont une couleur vermeille et marchent vers la cicatrisation ; on permet des bouillons plus nourrissans.

Le 15.ᵉ jour, tout allait de mieux en mieux ; les ecchymoses de la grande lèvre, de la fesse et des environs de l'anus avaient disparu, après avoir régulièrement parcouru les différentes périodes de la résolution ; des alimens de facile digestion soutenaient les forces au point que la malade put rester levée pendant quelques heures. Cependant l'écoulement de la vulve et de la plaie avait une odeur forte, était abondant, mais en même temps bien lié et de couleur blanchâtre. On ajouta au régime alimentaire quelques cuillerées de vin de Bordeaux.

Ce mieux se soutint encore pendant quelques jours ; mais bientôt l'appétit se perdit ; les forces diminuèrent ; l'écoulement devint ichoreux, la fièvre reparut avec exacerbation le soir, le corps se couvrit d'une éruption miliaire blanchâtre. On était parvenu à modérer les accidens, on espérait en triompher, lorsque bientôt ils reparurent avec plus d'intensité et conduisirent la malade au tombeau le cinquante et unième jour après son accouchechement.

J'ai dit que ce fait était peut-être unique dans les fastes de l'art. À la vérité, il existe un autre fait de thrombus dans un cas de grossesse double. Dans ce fait dû à Dewees, comme dans celui que je viens de rapporter, l'accident est survenu lorsque le travail d'expulsion du second enfant était commencé. Il serait difficile de décider s'il a été la suite du premier travail, ou s'il est dû au second, s'il serait survenu dans le cas où il n'y aurait eu qu'un enfant. Ces deux faits peuvent être rangés et dans ceux qui ont eu lieu pendant le travail de l'enfantement, et dans ceux qui sont survenus après. Mais dans l'exemple que je viens de faire connaître, il paraît que l'épanchement a commencé derrière le rectum. On s'en est assuré par le toucher. Malheureusement on ne dit pas si le sang s'est propagé de là entre le rectum et le vagin, ou bien si la tumeur a seulement poussé au-devant d'elle les deux parois de l'intestin et la paroi postérieure du vagin de manière à obstruer le canal de ce dernier. Sous ce rapport l'observation manque de détails; toujours est-il que je n'ai trouvé rien de semblable dans toutes celles qui sont parvenues à ma connaissance, et qu'en ce point elle est unique.

La mort de la malade, survenue° au cinquante-unième jour, précédée de fièvre avec redoublement le soir, d'éruption miliaire sur tout le corps, puis d'aphthes dans toute l'étendue du canal digestif, la persistance de l'écoulement par l'incision de la grande lèvre, la fétidité de cet écoulement me portent à penser que cette mort a été occasionnée par la décomposition putride des caillots qui n'avaient pas été expulsés ; par l'absorption, le transport dans le torrent de la circulation de la matière ichoreuse qui en résultait. Peut-être qu'une large incision, et plus tard des injections, en facilitant la sortie de tout le liquide épanché, eussent prévenu cette terminaison funeste. Je reviendrai sur ce point à l'occasion du traitement.

Poursuivons en ce moment l'examen des circonstances dans lesquelles les thrombus de la vulve et du vagin peuvent se manifester.

C'est après la délivrance qu'on a observé le plus grand nombre de ces tumeurs, et alors elles n'avaient plus leur siège seulement dans les grandes et les petites lèvres ; l'épanchement

sanguin se prolongeait dans l'excavation pelvienne et quelquefois jusque dans les fosses
iliaques.

» Le 22 août 1685, j'ai accouché, dit Mauriceau, une femme de trente-cinq ans de son
premier enfant, qui était une grosse fille qui
vint naturellement. La mère eut durant deux
jours quelques fausses douleurs qui mar-
quaient plutôt une disposition à travail qu'un
véritable travail déclaré; après quoi il lui vint
de bonnes douleurs qui la firent accoucher
très-heureusement au bout de trois heures.
Mais comme cette femme avait la lèvre droite
de la vulve très-variqueuse, cette partie ayant
souffert contusion par l'extrême compression
qu'en fit la téte de l'enfant qui était fort dure
et grosse, il s'y était amassé en trois ou quatre
heures de temps, une si grande abondance de
sang extravasé par la rupture de quelques vaisseaux, qu'elle se tuméfia de plus de la grosseur du poing; ce qui causa une si insupportable douleur à la malade, que je fus obligé d'y
faire une ouverture avec la lancette, pour en
tirer plus de deux palettes de gros sang caillé,
qui étant retenu aurait indubitablement causé
dans la suite un fâcheux abcès en cette partie,
si je n'y eusse promptement remédié, comme
je fis au grand soulagement de la malade qui

ne sentit plus aucune douleur, aussitôt que je lui eus fait cette opération et se porta bien ensuite. (*Observ. sur la grossesse*, etc., page 334).

On voit que l'épanchement avait son siège dans une des grandes lèvres seulement; il était bien plus étendu dans l'observation suivante :

Une femme dont les parties extérieures de la génération étaient parsemées de tumeurs variqueuses, fut à peine délivrée qu'elle ressentit de nouvelles douleurs qui lui parurent plus fortes que celles de l'accouchement, et qui l'obligèrent de rappeler Solayrès qui venait de la quitter. Présumant que des caillots retenus dans la matrice étaient la cause de ces douleurs, il voulut s'en assurer par le toucher ; mais il trouva l'ouverture de la vulve obstruée au point que le doigt ne put pénétrer dans le vagin. En découvrant la femme, il vit que les grandes lèvres tuméfiées étaient déjetées de dedans en dehors, les nymphes comme effacées et le bas du vagin renversé ; que toutes ces parties étaient tendues et d'une couleur qui dénotait une infiltration sanguine. Des lotions émollientes et résolutives, des cataplasmes sur les parties les plus douloureuses furent les moyens qu'on employa. Après plusieurs jours, le vagin devint accessible au doigt, les douleurs diminuèrent, les lochies reparurent et la tumeur s'affaissa. Il s'écoula alors par la vulve beaucoup de matière sanguinolente qui parut provenir du dégorgement du tissu cellulaire infiltré, autant que des lochiés retenues dans la matrice par suite du gonflement. Cependant Solayrès ne put reconnaître par le toucher aucune ouverture accidentelle. (*Baudelocque*, *Art des accouch.* Tom. II, page 199.

Le foyer était considérable ; le sang extravasé et épanché distendait non-seulement les graudes lèvres, le périnée, mais encore il avait pénétré dans les mailles du tissu lamineux qui environne le vagin, au point d'effacer la cavité de ce canal.

Boer rapporte un fait dans lequel l'infiltration sanguine s'étendait encore bien plus loin, et la mort de la femme a permis de constater les désorganisations qui en furent la suite.

Une femme, d'une constitution lymphatique, âgée de vingt ans, était heureusement accouchée de son premier enfant. Peu de temps après, il survint une violente hémorrhagie pendant laquelle la délivrance eut lieu. L'hémorrhagie persistant, quoique l'utérus fût contracté, forma un globe très-dur au-dessus du pubis ; Boër voulut rechercher d'où provenait le sang : il retira beaucoup de caillots du vagin, et le toucher lui fit découvrir sur le côté

droit de ce canal, à trois pouces environ de
son extrémité inférieure, une ouverture arrondie, à bords frangés, pouvant à peine recevoir
l'extrémité du doigt ; il sentait au-dessus de
cette ouverture une tumeur très-volumineuse,
qui occupait toute la partie supérieure du vagin, et paraissait même s'étendre plus loin.
L'utérus était contracté; l'écoulement du sang
avait lieu manifestement par la déchirure du
vagin; on parvint à l'arrêter à l'aide d'injections et de styptiques. Il n'y avait aucun gonflement, aucun changement de couleur aux
parties externes de la génération.

Le troisième jour, la peau de la grande lèvre
droite, celle d'une partie de la fesse jusqu'à
l'anus, avait une teinte livide ; il y avait très-
peu de gonflement. La tumeur qui se trouvait
à l'extrémité supérieure du vagin avait un peu
diminué de volume, et n'occasionnait de douleur que quand on y touchait. Il s'écoula par
la déchirure une grande quantité de sang fétide et de sérosité sanguinolente. Boër put reconnaître avec le doigt qu'il existait en dehors
du vagin une cavité remplie de sang en partie
coagulé, en partie dans un état de dissolution;
il ne parvint cependant pas à mesurer la profondeur de cette cavité; mais à l'aide de lé-

gères pressions et d'une position convenable,
il put faire sortir beaucoup d'ichor. Croyant
qu'il était utile de connaître toute l'étendue
du mal, il introduisit dans le foyer une des
sondes dont on se sert pour vider la vessie chez
l'homme ; il y introduisit également le conducteur qu'il a imaginé pour conduire des tentes
jusque dans l'utérus : il fut fort étonné de
voir que ces instrumens, après avoir pénétré
de toute leur longueur, pouvaient être dirigés
en tous sens, sans que la malade en ressentît
de la douleur : bien plus, lorsqu'on dirigeait
en haut l'extrémité du conducteur et de la
sonde, on voyait distinctement et on sentait
avec le doigt cette extrémité se promener dans
une grande étendue sous la peau, au-dessus du
bord supérieur de l'ilion.

Pendant quatre semaines on employa des injections, on prescrivit une nourriture succu-
lente, un peu de vin, la décoction de quinquina et d'autres médicamens; on fit garder à
la malade une position propre à favoriser la
détersion du foyer. Durant quatorze jours ou
environ, la suppuration fut de bonne qualité.
Les forces se soutinrent : il sortit par l'ouverture étroite de ce vaste foyer deux bandes de
tissu cellulaire longues toutes deux de douze

pouces , et larges de quatre à leur partie moyenne. On facilita leur sortie par de légères tractions. Vers le vingtième jour, la suppuration languit, l'ichor coula plus lentement, devint âcre, plus foncé en couleur; peu de temps après, les accidens s'aggravèrent tout-à-coup, et la malade mourut.

A l'ouverture du cadavre, on trouva que du côté droit le vagin était partout décollé des parties qui l'avoisinent. Le tissu cellulaire et la graisse qui entourent les muscles psoas et iliaque, qui se trouvent entre le releveur de l'anus, le péritoine et les autres parties jusqu'au rein droit, étaient détruits par la suppuration et la putréfaction. Ces parties étaient si parfaitement disséquées, que le plus habile anatomiste né saurait mieux les préparer. Le fond de ce foyer était horrible à voir, plein de sanie et de sang. (*Natural. med. obstet., etc.,* vol. II, pag. 319.)

J'aurai occasion de revenir sur le traitement mis en usage , sur la nécessité prétendue de l'exploration du foyer à l'aide d'instrumens. Je n'ai rapporté ce fait ici que pour montrer l'étendue des désordres qui peuvent être occasionnés par des épanchemens dans le tissu cellulaire du bassin après l'accouchement. L'au-

3..

topsie du cadavre a mis hors de doute tout ce
que l'on avait pu reconnaître pendant la vie.

Les faits que j'ai rapportés jusqu'ici démontrent la possibilité des épanchemens sanguins
dans les grandes et les petites lèvres, dans le
tissu cellulaire qui entoure et avoisine le vagin ; ils font voir que ces épanchemens peuvent
se manifester durant l'état de vacuité de l'utérus, pendant la grossesse, pendant le travail
de l'enfantement, après la délivrance, qu'ils
peuvent être bornés à une seule lèvre, les envahir toutes deux, distendre les petites lèvres,
le périnée, se propager dans l'intérieur du bassin ; que dans quelques cas ils ont leur siége
dans le tissu cellulaire du bassin sans s'étendre
jusqu'à la peau.

La fréquence des thrombus de la vulve est
aussi grande à droite qu'à gauche : Boër, qui
les avait toujours rencontrés à droite, avait cru
devoir en donner, sous forme de doute cependant, une explication. Voici ce qu'il dit à ce
sujet : *Postremo adjungimus, in nostris exem-
plis periculum vaginæ semper in dextra pariete
fuisse congestum. Forsitan, quod error fréquen-
tissime hunc locum occupet, juxtà alia inde de-
rivatur, quia scilicet infantis plurimum supre-
mus vertex cum fronte itentidem in dextrum ma-*

*tris conversus est.; dehinc subsequens capitis so-
lita evolutio ortui indignationis in hoc ipso latere faveat potissimum?* (Ouv. cité, page 528).

Je ne m'arrêterai point sur cette explication, puisque la circonstance qui l'a amenée est inexacte : en effet, en examinant tous les faits publiés dans lesquels le côté malade est spécifié, on trouve que le thrombus a eu lieu aussi souvent à gauche qu'à droite. On ne possède que peu d'exemples dans lesquels il a envahi les deux côtés en même temps, et plus rarement encore il a occupé tout le pourtour du vagin : j'en rapporterai plus loin un exemple curieux consigné dans l'ouvrage de Peu.

Rare dans l'état de vacuité de l'utérus puisque je n'en ai trouvé qu'un seul exemple dans les auteurs, on l'a rencontré un grand nombre de fois pendant la grossesse, plus souvent encore pendant le travail de l'enfantement; mais c'est après la délivrance qu'il a été observé le plus fréquemment.

Il est facile, ce me semble, de se rendre raison de la fréquence différente du même accident dans les diverses circonstances que je viens d'indiquer.

Dans l'état de vacuité de l'utérus, on ne peut guère concevoir sans une violence extérieure la formation d'un épanchement sanguin dans l'une ou l'autre lèvre de la vulve, soit qu'il y ait ou non des varices dans ces parties. L'expérience montre tous les jours que la peau peut se conserver intacte à la suite d'une contusion, quoiqu'une veine située au-dessous se trouve ouverte. Il suffit d'ailleurs du défaut de parallélisme entre la blessure de la peau et celle de la veine, lorsque ces deux parties sont entamées.

Pendant la grossesse, c'est le plus souvent aussi une violence extérieure qui détermine un pareil épanchement : mais alors il n'est pas indispensable que la violence agisse directement sur les grandes lèvres : ces parties en effet sont exposées à devenir le siége de varices qui, pendant la grossesse, acquièrent un volume beaucoup plus considérable. L'affaiblissement qui en résulte dans la résistance des parois veineuses favorise la déchirure de ces parois, que peut occasionner, je pense, une forte commotion résultant d'une chute, le refoulement du sang par suite de la contraction brusque des muscles abdominaux, et même un obstacle à la circulation veineuse du bassin par le volume de l'utérus. Je conçois encore que, en pareil cas, le trouble de la circulation , qui est la suite d'un violent accès de colère , puisse occasionner la rupture d'une veine variqueuse.

Voyons ce qui se passe pendant le travail de l'enfantement. En parcourant les différentes observations que possède la science, de thrombus vulvaires survenus en ce moment, on voit qu'ils se sont toujours manifestés lorsque la tête ou les fesses du fœtus, parvenues au détroit inférieur du bassin, faisaient effort pour franchir la vulve. La rupture des vaisseaux sanguins n'a pu être occasionnée que par la distension considérable des parties molles, et on conçoit facilement qu'une veine prête moins que la membrane muqueuse ou la peau, ou par une accumulation trop grande de sang dans les vaisseaux. Cette accumulation considérable peut être due, ou à son refoulement brusque durant une contraction de l'utérus et des muscles abdominaux , ou à l'interception de son cours occasionnée par une compression exercée sur une des veines nombreuses qui s'observent à l'extrémité inférieure du vagin.

Causa extravasationis hœret in impedito per has partes, tempore dolorum , sanguinis versus centrum reditu; irruit hic itaque majori copia in vasa sanguifera , eaque cogit ut ultra tonum se dilatent, rumpantur, fluidum in ipsis contentum deponant, quod ad normam incrementi dolorum in tela cellulosa extravasatur, unde thrumbus oritur. (*Alix, observata chirurgica*, tom. 2, pag. 98.)

La rupture des vaisseaux est favorisée par une prédisposition particulière, notée par plusieurs observateurs, et qui consiste dans un état variqueux des veines.

Les tumeurs sanguines ont généralement pour cause, dit le docteur Meissner, la rupture d'un vaisseau veineux dilaté. Il rapporte à cette occasion que Seulen (1) a vu une tumeur sanguine de la vulve se former pendant les douleurs de l'enfantement, chez une femme robuste qui avait des varices sur toute la cuisse jusqu'aux lèvres de la vulve. Cette tumeur acquit le volume de la tête d'un enfant, finit par se rompre, et donna lieu à une hémorrhagie tellement violente, que la femme succomba peu de temps après avoir été délivrée par les secours de l'art.

L'affaiblissement des parois veineuses résultant de leur dilatation morbide, permet de

______

(1) *Von Siebolds Journal für Geburtshulfe*, etc.; vol. IX, cah. 1, p. 188.

concevoir aisément leur solution de continuité par un tiraillement considérable, ou par l'accumulation d'une quantité très-grande de sang, accumulation dont l'effet se comprendra encore plus aisément si l'on fait attention que tout le plexus veineux étant comprimé, le vaisseau sur lequel la compression sera plus forte ne pourra se dégorger dans les veines de communication.

Le séjour prolongé de la tête de l'enfant au détroit inférieur, les efforts violens de la femme, les contractions très-énergiques de l'utérus, me paraissent devoir mériter beaucoup moins d'importance. Tous les jours ces phénomènes s'observent sans qu'il en résulte de thrombus, et on a vu plusieurs fois ce dernier accident se manifester sans qu'il ait été précédé des circonstances que je viens de mentionner.

Berdot attribue les tumeurs sanguines de la vulve et du vagin à la situation oblique de la tête de l'enfant, situation qui favorise, dit-il, l'écoulement prématuré des eaux, qui fait que la tête comprime fortement une portion du segment inférieur de l'utérus, détermine la contusion de cette partie, la déchirure de plusieurs petits vaisseaux ou d'un vaisseau volumineux : le sang alors s'épanche dans le tissu cellulaire voisin, y forme une tumeur qui devient d'autant plus considérable que les vaisseaux fournissent plus de sang.

À l'époque où Berdot écrivait, on croyait encore que la tête occupait au détroit supérieur du bassin, la même position qu'au détroit inférieur, c'est-à-dire que le plus souvent l'occiput était tourné directement en avant et la face en arrière. Aujourd'hui le mécanisme mieux connu de l'accouchement, apprend que dans la presque totalité des cas, la tête descend obliquement jusqu'au fond du bassin. Il n'est donc plus possible d'admettre l'explication donnée par cet auteur. Aucun fait ne prouve la possibilité des tumeurs sanguines à la surface interne de l'orifice de la matrice, dont il admet l'existence; ce qu'il dit à cette occasion de la compression exercée par la tête du fœtus sur cette partie ne doit donc pas m'arrêter; je ferai seulement remarquer que le tissu lamineux qui se rencontre dans l'épaisseur du col de l'utérus est si peu abondant, si serré, qu'il ne saurait permettre l'infiltration d'une bien grande quantité de sang, et en admettant une rupture veineuse de cette partie qui fournirait beaucoup de sang, il s'en suivrait bien

plus aisément déchirure de la membrane muqueuse, et par conséquent hémorrhagie extérieure, qu'infiltration bien considérable. L'expérience est d'accord avec le raisonnement
pour prouver que dans les thrombus de la
vulve et du vagin, le sang ne provient point de
la rupture des vaisseaux utérins; en effet, aucun désordre n'a été signalé vers la matrice
dans les différentes ouvertures de cadavres qui
ont eu lieu. Wendelstædt crut cependant devoir
émettre à ce sujet la même opinion que Berdot :
il regarde les tumeurs sanguines des grandes
lèvres comme un symptôme précurseur de la
rupture de l'utérus ; il croit que cet organe
n'est d'abord lésé que dans une petite portion
de son étendue, que le sang s'y infiltre et descend ensuite par le tissu cellulaire dans les
grandes lèvres. Cette opinion est principalement basée sur le fait suivant.

Chez une femme qui avait déja eu plusieurs
enfans, on observa une tumeur sanguine de la
grande lèvre. Après la sortie de l'arrière-faix,
la sage-femme trouva entre les parties externes
de la génération une portion de membrane. Le
docteur Wendelstædt pense que cette partie
n'appartenait point aux membranes de l'œuf,
celles-ci étant intactes et recouvrant parfaite-

ment bien le placenta : le lambeau qui se trouvait entre les parties génitales adhérait fortement à l'utérus ; c'était probablement, dit l'auteur, une portion de l'utérus lui-même dont le segment inférieur avait pu être déchiré. (*Hufeland journal*, Tom. XXXVI, Ann. 1813).

Il serait facile en analysant ce fait, d'ailleurs rapporté bien incomplètement, de montrer que l'opinion de Wendelstædt, relativement à la nature du lambeau membraneux, est loin d'être démontrée : il est souvent fort difficile d'assurer après la délivrance que rien, absolument rien ne manque aux membranes de l'œuf, et lorsqu'il en reste quelques portions, ordinairement elles adhèrent fortement à l'utérus, et on se tromperait grossièrement, si, d'après cette adhérence, on les prenait pour des parties d'utérus déchiré. Le tissu de cet organe et celui des membranes de l'œuf se ressemblent-ils donc tellement, que l'aspect n'ait pu servir beaucoup à éclaircir le doute? Il n'en est cependant pas fait mention. J'ajouterai qu'une déchirure de l'utérus, pareille à celle que suppose M. Wendelstœdt aurait dû donner lieu à une hémorragie extérieure bien plutôt qu'à une infiltration sanguine. En voilà assez, je crois, pour démontrer qu'on ne peut tirer aucune conclusion de ce fait.

Berdot attribue encore à la contusion des parois du vagin les tumeurs sanguines qui surviennent lorsque la tête du fœtus a franchi l'orifice de la matrice. Mais il doit y avoir autre chose qu'une contusion : car il n'y a pas d'accouchement, tel facile qu'il soit, qui ne s'accompagne d'une légère ecchymose dans les parois du vagin, et souvent dans les lèvres de l'orifice utérin. Chez toutes les femmes qui meurent dans les premiers jours qui suivent l'accouchement, on trouve au vagin et au col de l'utérus une couleur violacée, livide, parfois noirâtre, qui en a quelquefois imposé à des observateurs peu attentifs pour des traces de gangrène. L'ecchymose est le résultat de la contusion, de la compression, de la distension de toutes les parties par le passage de l'enfant; elle existe après tous les accouchemens; il y a loin de là aux tumeurs qui font le sujet de ce travail. La rupture d'un vaisseau assez considérable me paraît nécessaire pour les produire, et dans le plus grand nombre des cas, si ce n'est dans tous, cette rupture me paraît devoir être favorisée par l'amincissement des parois veineuses, amincissement résultant de varices. Elle est déterminée, ou par la distension que l'enfant exerce sur toutes les parties, distension à laquelle les parois des veines peuvent se prêter moins facilement que la membrane muqueuse; ou par l'accumulation outre mesure du sang dans les veines : cette accumulation peut être due aux contractions utérines ou musculaires, ou à la compression exercée par la présence de l'enfant. Lorsque l'utérus se contracte, le sang qu'il renferme doit refluer dans les vaisseaux voisins. La contraction des muscles abdominaux diminue la capacité du bas-ventre, comprime toutes les parties qui y sont contenues : de là résulte, stagnation, refoulement du sang dans les divisions de la veine cave inférieure, et partant dans celles qui occupent le bassin. La distension et la rupture de ces dernières s'expliquent aisément. Il en est de même lorsque l'enfant, en comprimant toutes les parties molles contre les os du bassin, arrête la circulation dans les veines; ces vaisseaux, qui reçoivent du sang des parties situées au-dessous du lieu où la compression s'exerce, se distendent et finissent par se rompre. *Capitulo diutius quam par est in vagina uteri permanente, comprimantur vasa lateralia necesse est, stagnet in illis liquor et ab adveniente semper a tergo novo fluido, conquassatis procul dubio vasis effluat, ita ut hian-*

tia eorumdem ora liberius liquorem suum emit-
tere queant, sicque veram labiorum ecchymosin
constituere valeant. (Kronauer, *Dissert. inaug.*
p. 16.)

L'action simultanée de la distension et de
l'accumulation du sang doivent se rencontrer
souvent.

Delius signale une cause d'un autre genre;
c'est l'attouchement trop fréquent, trop brusque des parties de la génération. *Redit casus*
tumoris labii sinistri vulvæ in memoriam, dit-il,
cui, quæ tunc temporis florebat, linariam cum
butyro in unguentum redactam applicabant.
Cum autem tumor fuerit merè sanguineus, in-
tensissimos dolores secùm portans, lochiaque sub-
sisterint, tertio die mors secuta erat.

Imperita denique obstetricum admotio manuum,
improvide et graviter labia palpando tumoris
pudendorum ratio esse potest. (*Amœnitates me-*
dicæ, decas quinta, p. 394.)

Siebenhaar fait également mention de cette
cause, de ces attouchemens que des auteurs
ont recommandés sous le nom de préparation
des parties génitales. Il s'élève avec force contre ces manœuvres. Voici comme il s'exprime :
Quicumque enim obstetricum, neque raro viro-
rum, artem obstetriciam profitentium, rationem

*quam ad vaginam dilatandam, et fœtui egres-
suro aptam; ut aiunt, reddendam vel ex libris,
vel oculis ipsis cognoverit, profecto non mirabi-
tur, quod hanc, præ reliquis causis accusatam,
maxime castigandam esse censeo. Sole est clarius,
ex hoc hominum rudium agendi modo infinita
mala genitalibus parari debere. Nonne patet ob-
stetriciorum ungues, variaque instrumenta, sive
dilatatoriorum sive speculorum nomine insignias ;
eo consilio vaginæ immissa, ut partus secundum
eorum opinionem administretur, multis modis
periculosa esse? Partes quæ per se maxime sen-
siles sunt, irritant et sollicitando illud apte se
efficere somniant, ad quod paragendum naturæ
quiete, omniumque stimulorum absentia opus est.
Vaginam, quam tueri student, inæquali vi di-
ducunt, atque ita plagam, cujus præcavendæ
iis est consilium, temerarii potius afferunt.*
(*Dissert. inaug.*, p. 21.)

Ces réflexions sont de la plus grande justesse. Cependant, pour que les manœuvres
dont il est question donnent lieu au thrombus
de la vulve ou du vagin, il me paraît indispensable qu'il existe une prédisposition bien grande
à cet accident, une dilatation des veines.

On a noté, dans plusieurs observations de
tumeurs sanguines de la vulve et du bassin, un

rétrécissement du bassin, un défaut de rapport entre les dimensions de ce canal osseux et le volume de l'enfant. On ne peut se refuser à voir dans cette conformation une cause prédisposante très-manifeste. La compression plus grande que l'enfant exerce sur les parties molles, l'interception plus complète de la circulation, doivent nécessairement favoriser la rupture des veines.

L'étroitesse naturelle du vagin et de la vulve, la rigidité de ces parties, doivent produire un effet de même nature. *Conformatio harum partium naturaliter arcta*, dit Kronauer; *quo magis itaque angustæ hœ viæ et minus prompte parturiens labores adjuvat, capitulo infantis in vagina diu existente, eò facilius capitulum fœtus incarceratur.* (*Ouvr. cité*, p. 17.)

Toutes ces causes cessent d'exister après la sortie de l'enfant, et cependant c'est le plus souvent alors qu'on a observé les engorgemens sanguins de la vulve et du vagin. Quelques détails vont faire comprendre facilement que les causes sont les mêmes dans les deux cas et que l'argument qu'au premier abord on prétendrait tirer contre la réalité de ces causes, est tout-à-fait illusoire.

Il y a deux élémens à considérer dans les

thrombus de la vulve et du vagin, savoir : la
rupture du vaisseau et l'extravasation du sang.
Ces deux élémens peuvent survenir à des intervalles plus ou moins éloignés. En effet, si
fréquemment il arrive que l'infiltration sanguine succède immédiatement à la rupture du
vaisseau, il peut se faire aussi que la tête du
fœtus, après avoir déchiré une des veines du
vagin, reste appliquée contre l'ouverture de
telle façon qu'elle s'oppose efficacement à la
sortie du sang hors du vaisseau déchiré. Les
choses demeureront dans cet état tant que la
compression durera, et rien ne pourra faire
soupçonner la rupture veineuse. Mais aussitôt
que l'enfant sera expulsé, ce qui peut tarder
beaucoup, une infiltration sanguine, un véritable thrombus aura lieu. La tumeur paraîtra
alors d'autant plus rapidement, acquerra
d'autant plus de volume que la veine ouverte
sera plus volumineuse, que la déchirure sera
plus étendue, que les parties opposeront moins
de résistance à l'épanchement du sang.

On conçoit encore que pendant que la tête
de l'enfant comprime le vaisseau déchiré, y
suspend la circulation, il peut se former un
caillot qui retardera l'effusion du sang durant
quelques minutes, quelques heures après la
terminaison de l'accouchement.

Il peut arriver que les causes dont j'ai parlé n'aient eu d'autre effet que d'affaiblir davantage la résistance des parois veineuses déjà affectées de varices. Après l'accouchement, la stagnation du sang dépendant du peu de résistance, du défaut d'action des veines, qui d'ailleurs se trouvent mal soutenues par les parties voisines, cette stagnation du sang pourra être suffisante pour achever la déchirure des veines.

Le docteur Meissner a vu une tumeur sanguine de la vulve se former deux heures après l'accouchement, par suite d'une toux violente. Certes, pareil accident n'eût pas eu lieu, si les parois des vaisseaux n'eussent été grandement affaiblies. C'est par le refoulement du sang dans les veines et par l'ébranlement du tronc que la rupture a été produite.

Ces considérations me paraissent suffisantes pour faire comprendre comment les tumeurs sanguines des grandes lèvres et du vagin sont plus fréquentes après que pendant l'accouchement, quoique les causes qui y donnent lieu agissent plus particulièrement pendant le travail de l'enfantement. J'ajouterai qu'on ne s'aperçoit de l'existence du thrombus que quand il a déjà acquis une certaine grosseur, et le volume qu'il est susceptible de prendre, contrarié par la présence de l'enfant, sera au contraire favorisé après sa sortie par l'extension outre mesure qu'a éprouvée tout le tissu cellulaire environnant. Le relâchement qui suit cette extension forcée est tel que ce tissu n'offre aucune résistance au sang qui pénètre avec rapidité dans toutes les cellules, les distend et souvent aussi les déchire.

Les tumeurs sanguines de la vulve et du vagin ne paraissent pas plus fréquentes à la suite d'un premier accouchement, qu'après les accouchemens subséquens. On le comprendra facilement en observant que si, lors d'un premier accouchement, la compression, la distension des parties sont plus grandes, d'une autre part, l'existence des varices est bien plus fréquente chez les femmes qui ont déjà eu plusieurs enfans.

Je ne connais que deux exemples de ces tumeurs chez des femmes enceintes de deux enfans. Dans les deux cas elles ont paru dans l'intervalle qui a séparé la sortie du premier enfant de la naissance du second. On pourrait croire au premier abord que les parties doivent être plus fatiguées lors des accouchemens de jumeaux. Cependant, si on réfléchit que les jumeaux sont généralement moins volumineux que les enfans uniques, que les parties de la génération opposent fort peu de résistance au passage du second enfant, on verra pourquoi, à part la disposition plus ou moins grande aux varices, les accouchemens de jumeaux doivent donner moins souvent naissance aux thrombus que ceux d'un seul enfant.

- Je n'ai trouvé aucun fait de récidive des tumeurs sanguines de la vulve et du vagin. Aucune des femmes dont l'observation a été publiée, n'avait été précédemment atteinte de cet accident. Au moins il n'en est pas fait mention, quoique cependant Kronauer ait dit : *Huncce affectum habitualem quasi existere persuademur experientia docente, quod si uno puerperio vel partu feminæ huncce tumorem expertæ sint, in sequentibus eumdem iterum patiantur, quod pluribus jam observationibus confirmare possumus. (Dissert. inaug. pag. 17).* Je connais des exemples de femmes qui sont accouchées sans accident, quoiqu'elles aient eu précédemment un thrombus de la vulve ou du vagin ; mais, je le répète, je ne connais aucun exemple de récidive : ce qui ne doit, par conséquent, pas être aussi commun que l'avance Kronauer.

- Toutes les causes que je viens de signaler

pendant et après le travail de l'enfantement
existent dans tous les accouchemens, et cependant les thrombus sont fort rares. Il semble que ces tumeurs doivent être plus fréquentes à la suite des accouchemens longs, pénibles,
lorsque l'enfant a séjourné pendant long-temps
dans l'excavation pelvienne, au détroit inférieur, lorsqu'il existe une légère disproportion
entre la tête du fœtus et le bassin de la mère. Cependant on les a vu survenir tout aussi souvent
pendant ou après des accouchemens prompts,
faciles, chez des femmes dont le bassin était
fort large.

Ces considérations sont bien propres à diminuer beaucoup l'influence que l'on pourrait
accorder exclusivement aux causes dont j'ai
parlé. Ces causes en effet, détermineraient
bien rarement le thrombus de la vulve s'il
n'existait une prédisposition particulière. Cette
prédisposition consiste, ai-je déjà dit, dans
l'état variqueux des veines; elle a été signalée
dans beaucoup d'observations; dans d'autres,
on parle seulement de varices aux membres
inférieurs; enfin, dans quelques-unes il n'en
est nullement fait mention. Quoique l'existence
de varices ne me paraisse pas absolument indispensable à la formation d'un thrombus vagi-

nal ou vulvaire, la rareté de cet accident, malgré la fréquence des causes qui peuvent le déterminer, me porte à croire qu'il n'a presque jamais lieu sans cette prédisposition. Le silence de quelques observateurs sur ce point s'explique aisément, soit parce qu'il n'est pas toujours facile de constater l'état variqueux des veines du vagin et de la vulve quand il n'affecte que les vaisseaux profonds, et que d'ailleurs on a rarement occasion de le faire, soit parce que le dégorgement qui suit l'épanchement du sang, et que favorisent d'ailleurs la déplétion de l'utérus et la position horizontale que garde l'accouchée, fait disparaître la dilatation des veines.

Je terminerai ce chapitre en rapportant un fait dans lequel une cause toute différente de celles examinées jusqu'ici a donné lieu à un épanchement considérable de sang dans le tissu cellulaire du bassin.

Au mois d'avril 1809, une jeune femme, d'une constitution forte, d'un tempérament sanguin, d'un caractère irascible, impatient, enceinte pour la première fois, et parvenue au terme de la grossesse, éprouve les douleurs de l'accouchement. Tout paraît annoncer la terminaison la plus favorable; mais à mesure que les douleurs augmentent ; elle s'emporte, s'agite avec force et par saccades; elle n'écoute plus rien et délire complètement; cependant elle accouche heureusement; mais au lieu de se calmer, le délire, l'agitation subsistent, se renouvellent avec violence par intervalles; on ne la contient qu'avec peine dans son lit; tous les secours sont inutiles, et elle meurt quelques jours après son accouchement.

A l'ouverture du corps, on trouva dans la fosse iliaque, sous le péritoine, une grande quantité de sang infiltré dans le tissu lamineux, ramassé en foyer dans quelques points. Le muscle grand psoas était rompu dans une partie de son épaisseur et en différens endroits. (Chaussier, *Bulletins de la Faculté de méd.*, tome II, page 54.)

Cette observation me paraît avoir un grand rapport avec les thrombus de la vulve et du vagin. On comprend que si la quantité de sang épanché eût été plus considérable, au lieu de rester dans la fosse iliaque, ce sang aurait descendu dans l'excavation pelvienne, et serait venu se montrer aux environs de la vulve et de l'anus : il eût été difficile, pour ne pas dire impossible, de connaître la cause d'un pareil épanchement et le lieu d'où il provenait.

Boër regarde comme difficile de décider si le sang provient des veines ou des artères. *Interea utrum ex venis cruor aut ex arteriis fluat, difficile finitu*, pag. 324. Le docteur Siebenhaar s'exprime à ce sujet de la manière suivante : *Utrum arteriæ, an venæ discissæ sint e sanguinis in sinu contenti ac morali, natura seriori tempore vix poteris colligere, quia brevi adeò imitatur ut neque color ejus, neque reliquæ virtutes certi quid probent. Tunc solum hoc cognoscere nobis licebit, quum sanguis recens effusus e plaga vaginæ forte in lucem venit, aut varices, quæ antea in parietibus turgore suo insignes fuerant, subito evanescunt. Constat quidem venas, etsi parietes habeant tenuiores, tamen arteriis esse tenaciores; at, quum in partibus superficiem potius occupantes causarum externarum violentiæ magis sint expositæ, eas frequentius quam arterias, quas jam situs profundior ac remotior tueatur, etiam pariendi intentione discerpi putaverim. Cæterum quoad hemorrhagiæ vehementiam non magnum intercedit discrimen, utrum arteria an vena læsa sit. Venas enim, propter valide sese contrahendi inopiam, sanguinem non minus pertinaces sæpius effundere, quotidiana docet experientia.* (*Dissert. inaug.*, pag. 18.)

Pour quiconque connaît la différence des

tumeurs sanguines artérielles d'avec les tumeurs sanguines veineuses, le peu d'importance qu'attachent Boër et Siebenhaar à découvrir si le sang provient des artères ou des veines sera la preuve que ces dernières seules ont été lésées dans les observations qu'ils ont recueillies. Il en a été de même dans toutes les observations venues à ma connaissance. Dans aucune tumeur on n'a remarqué les battemens, les bruissemens qui appartiennent aux anévrysmes faux primitifs, non plus que l'écoulement du sang par jets saccadés qui s'observe quelquefois, et la difficulté qu'on a toujours à arrêter cet écoulement par la compression dans les parties où on ne rencontre pas une surface osseuse contre laquelle on puisse aplatir l'artère ouverte. Je dois excepter peut-être un fait décrit par Osiander sous le titre d'anévrysme. Je vais donner la traduction littérale de ce fait.

« Le 12 janvier 1788, je fus appelé auprès d'une femme veuve âgée de trente-six ans, mère de plusieurs enfans. Elle avait eu le malheur, sept ans auparavant, en s'asseyant sur le seuil de sa porte, de se blesser aux parties génitales avec une espèce de petite enclume qui sert à *rebattre* les faulx et les faucilles. La

grande lèvre droite fut violemment contuse.
Il resta une tumeur, sujette à augmenter de
volume et à diminuer. Au bout de deux ans,
cette tumeur devint énorme et fort douloureuse
pendant une grossesse. Cette femme n'en avait
rien dit à qui que ce soit, pas même à son
mari : mais immédiatement après son accouchement, elle éprouva des douleurs si violentes, qu'elle se décida à faire appeler le chirurgien du village. Celui-ci ouvrit la tumeur ; il
en sortit plus d'une livre de sang, et les douleurs s'appaisèrent. Pendant quatre ans, la tumeur, qui avait reparu, était moins volumineuse que précédemment ; elle occasionnait
de temps en temps de grandes douleurs. Durant la première moitié d'une nouvelle grossesse, il se forma beaucoup de varices aux
jambes. La tumeur de la grande lèvre devint
de plus en plus grosse et douloureuse, particulièrement dans les dernières semaines.

« Le travail de l'enfantement se déclara le
12 janvier, à quatre heures du soir. Vers huit
heures, après quelques fortes douleurs, la tumeur commença à saigner abondamment. La
sage-femme et le chirurgien jugeant cette hé-
-morrhagie très-dangereuse, on m'envoya chercher. J'arrivai à onze heures du soir. Je trou-

vai la femme prête à tomber en défaillance, mais ayant encore assez de connaissance pour me raconter elle-même presque tout ce qu'on vient de lire. Pouls à peine sensible, joues et mains froides et pâles, quantité énorme de sang écoulé. Il y avait encore de temps à autre des douleurs très-faibles. La tumeur avait environ le volume du poing d'un adulte; elle était mobile, de couleur violette. Le sang sortait par trois ouvertures fort rapprochées, et situées au côté interne. *Il s'échappait de l'ouverture supérieure comme d'une artère piquée, en jet, à la vérité très-fin, mais qui s'élevait fort haut. En appuyant avec le doigt sur ce point, je crus aussi sentir des pulsations.*

« D'abord, je cherchai à arrêter le sang par l'usage de l'amadou, du vinaigre, de l'esprit-de-lavande, et par l'application d'un bandage. Mais il fut entièrement impossible de s'opposer le moins du monde à l'hémorrhagie. Le bandage glissa par dessus la tumeur, et les flots de sang entraînaient tout ce qu'on leur opposait. Je cessai toute tentative hémostatique, et je m'occupai d'accoucher la femme au plus tôt. Je la fis placer horizontalement sur la chaise de Stein; je rompis les membranes, et je fis la version d'un enfant qui paraissait mort de-

puis quelque temps ; j'opérai la délivrance avec
facilité, et l'utérus revint sur lui-même. Mais
pendant l'accouchement, les trois ouvertures
s'étaient réunies en une seule, large de trois
travers de doigt ; le sang en sortait par flots.
Peu de temps après, l'accouchée éprouva des
angoisses, poussa des cris, voulut se lever de
force ; mais il survint bientôt des mouvemens
convulsifs, une respiration haletante et ster-
toreuse ; enfin, la mort. En examinant alors
la tumeur, je trouvai que le côté interne de
l'anévrysme était tout gangréné. Ses parois,
partout d'un brun noir, étaient très-minces
dans l'endroit de la rupture. Le foyer contenait
encore quelques caillots. (*Denksvurdigkeiten
für die Heilkunde und Geburts hülfe*, vol. Ier,
part. 2, p. 283.)

Je ne suis pas du tout convaincu que le mot
anévrysme convienne à la tumeur que vient
de décrire Osiander. Je crois qu'à la suite de
la contusion des parties génitales, il se sera
formé, dans l'épaisseur de la lèvre droite, des
varices, dont la réunion constituait la tumeur
qui, tantôt augmentait, tantôt diminuait de
volume. Pendant le premier accouchement,
les varices auront pu se rompre, donner lieu
à un thrombus. Peut-être même les violentes

douleurs étaient-elles occasionnées par la distension beaucoup plus considérable des varices. On conçoit facilement que, après l'incision qui fut pratiquée, une partie des veines
a dû s'oblitérer, et la tumeur rester moins volumineuse. C'est ce qui est arrivé. Pendant le
dernier accouchement, les varices se sont rom-
pues de nouveau, et auront donné lieu à la
tumeur qui fit périr la femme.

Osiander signale la sortie du sang, comme
d'une artère ouverte, par un jet très-fin, mais
très-élevé. Il n'est point dit si ce jet était sac-
cadé. On a vu des veines fournir un jet de sang
très-fort. Au reste, il est possible qu'une artériole ait été comprise dans la déchirure. Si le
sang se fut écoulé exclusivement des artères,
s'il y avait eu anévrysme, le jet aurait existé à
l'ouverture moyenne, à l'ouverture inférieure
comme à la supérieure. Osiander dit aussi qu'il
crut sentir des pulsations; mais la manière
dont il s'exprime montre qu'il n'était pas bien
sûr du fait.

L'augmentation et la diminution alterna-
tives du volume de la tumeur, sa grosseur
moins considérable à la suite d'une incision,
la cicatrisation facile de cette incision, sont des
circonstances qui ne me paraissent pas pou-

voir coïncider avec un anévrysme. Tout au plus me paraît-il permis d'admettre que, pendant le dernier accouchement, une artériole aura été déchirée et aura contribué à augmenter l'hémorrhagie. C'est surtout à l'état variqueux des grandes lèvres qu'il faut attribuer l'opiniâtreté de cette hémorrhagie.

Je persiste à croire que, dans tous les cas, les tumeurs sanguines de la vulve et du vagin sont occasionnées par la rupture des veines. Cette opinion était celle de Krönauer. Je cède au désir de faire connaître comment cet auteur s'exprimait à ce sujet en 1734.

Quod autem venæ præcipuæ nobis profusum huncce humorem suppeditent, sequentibus inducimur rationibus. 1.° Quod nullus neque ab initio neque medio aut fine pulsus seu dolor pulsatorius sentiatur. 2.° Quod aperto tumore grumi quidam crassiusculi nigricantes, pro duratione morbi minus aut magis fluxiles, effluant, ast evacuatis hisce omne profluvium momento citius cesset; nec ulla unquam hemorrhagia incisionem institutam comitetur, quæ tamen certo certius vulnere aperto in anevrysmate seu profusione sanguinis arteriosi eveniret. 3.° Facilius compressioni aut dilacerationi obnoxia esse vasa venosa quam arteriosa ex ipsa eorum structura mani-

festum est, quippe quibus debiliori tunicarum mechanismo natura prospiciebat, deinde propter motum sanguinis violentiòrem progressivum, stagnatio non tam facile in arteriis harum partium valde spongiosarum insequitur quam in venis. (*Dissert. inaug., p.* 16.)

Si l'expérience a démontré, contre l'assertion de Kronauer, qu'une hémorrhagie peut succéder à l'incision de la tumeur, à l'évacuation des caillots, cet auteur n'en a pas moins très-bien signalé l'absence des pulsations, et sa remarque à l'égard de la stagnation plus difficile du sang dans les artères que dans les veines, est pleine de justesse.

Quelques personnes auront peut-être peine à croire que la lésion des veines puisse amener une mort aussi prompte que celle qui a eu lieu dans plusieurs cas. Mais Siebenhaar remarque avec raison que l'on voit tous les jours des veines fournir des hémorrhagies considérables. Siebold en a observé un exemple remarquable. Une femme enceinte se blessa à la malléole interne du pied droit. Il en résulta une hémorrhagie si considérable qu'elle éprouva des syncopes et des convulsions, et qu'elle accoucha prématurément la nuit suivante. Cette femme fut long-temps à se rétablir.

Des faits bien authentiques démontrent du reste la possibilité d'une hémorrhagie mortelle à la suite de la rupture d'une varice.

Symptômes, marche, terminaison.

L'apparition des tumeurs sanguines de la vulve et du vagin est ordinairement précédée d'une douleur très-vive dans les parties génitales, douleur occasionnée sans doute par la rupture d'un ou de plusieurs vaisseaux. Si quelquefois pendant le travail de l'enfantement et après la délivrance, cette douleur n'a point été remarquée, c'est qu'il existait d'autres douleurs avec lesquelles elle aura été confondue.

On voit bientôt l'une ou l'autre grande lèvre, quelquefois les deux lèvres en même temps, ou bien les petites lèvres, le pourtour de l'orifice du vagin, se gonfler, se distendre rapidement et former une tumeur dont le volume peut varier, depuis la grosseur d'un œuf jusqu'à celle de la tête d'un enfant à terme, et même plus. Dans ce dernier cas, elle peut contenir une quantité de sang assez considérable pour qu'il en résulte un affaiblissement remarquable des forces de la femme, des faiblesses et des syncopes. Cette tumeur acquiert quelquefois en peu de temps tout le volume qu'elle

5

doit avoir ; d'autres fois elle s'accroît pendant quinze, dix-huit et même vingt-quatre heures. Elle peut se borner aux parties génitales extérieures, ou s'étendre profondément dans le bassin autour du vagin, principalement sur les parties latérales et postérieure, se propager dans les fosses iliaques et même dans l'épaisseur des fesses. Fréquemment il arrive que l'épanchement commence dans le bassin et vient consécutivement pénétrer dans les parties extérieures.

Cependant la tumeur prend une teinte violacée, livide : on n'y sent ni pulsations, ni frémissemens. Sa consistance varie ; extrêmement dure lorsque le sang est seulement infiltré dans les mailles du tissu cellulaire, elle devient fluctuante quand ce tissu est déchiré, quand il existe un foyer étendu. Des douleurs violentes, souvent plus grandes que celles de l'accouchement, accompagnent ces tumeurs.

Le 2 janvier 1771, je délivrai de son premier enfant, dit Macbride, la femme d'un marchand de drap de Dublin. L'accouchement fut prompt, très-naturel. La femme n'ayant qu'un peu de faiblesse, comme cela arrive à la plupart des nouvelles accouchées, je restai néanmoins auprès d'elle, jusqu'à ce qu'elle fût

replacée dans son lit ; comme elle se trouvait
alors très-bien, je la quittai en parfaite sécurité. Une demi-heure après, je ne fus pas peu
surpris de voir arriver une personne qui m'en-
gagea à retourner promptement auprès de la
malade que je trouvai avec de vives douleurs :
comme elle me dépeignait ses souffrances d'une
manière extrêmement vague, je crus qu'elle
avait seulement des tranchées contre lesquelles
je prescrivis une potion calmante, et après lui
avoir recommandé d'avoir un peu de courage,
je la quittai de nouveau : mais je ne tardai pas
à être rappelé près d'elle, et je vis alors que les
vives douleurs qu'elle éprouvait étaient de toute
autre nature que les tranchées qui succèdent à
l'accouchement. Je reconnus à l'aide du toucher qu'une des grandes lèvres formait une
tumeur qui s'étendait jusque sur le périnée.
J'appelai sur-le-champ mon ami le docteur
Clegorhn, qui reconnut comme moi la nature
de la tumeur. Nous la fîmes aussitôt recouvrir
d'un cataplasme pour favoriser la rupture des
tégumens, rupture qui eut lieu en moins de
vingt heures, et qui permit l'issue d'une grande
quantité de sang coagulé. Les douleurs cessè-
rent, la tumeur s'affaissa ; les parties sphacélées
se séparèrent dans un temps convenable, et le

5..

sang épanché fut en partie absorbé, en partie entraîné par la suppuration. Environ trois mois après sa délivrance, cette dame n'éprouvait aucune suite de son accident. (*Med. observ. and inquiries* , vol. V , pag. 89).

On voit que les douleurs ont été violentes et de longue durée. Elles dépendaient de la grande distension des parties ; dans quelques cas elles ont pris le caractère de douleurs expulsives : la femme faisait des efforts comme dans les derniers momens du travail de l'enfantement. Ce caractère expulsif des douleurs tenait à la pression exercée sur la vulve et l'anus, par le volume considérable de la tumeur. Il était remarquable dans une observation publiée par le docteur Vingtrinier, et que je rapporterai plus loin.

Il arrive souvent que la peau ou la membrane muqueuse de la vulve, du vagin, graduellement amincies, finissent par se rompre ; il en résulte un écoulement extérieur de sang plus ou moins considérable, avec diminution instantanée des douleurs ; mais quelquefois cet écoulement est assez abondant pour amener promptement la mort. J'en ai rapporté plusieurs observations d'après Lentin , Peyrilhe, Casaubon. D'autres fois , durant le travail de l'enfantement, la rupture est occasionnée par le passage de l'enfant.

Une femme déjà mère de plusieurs enfans,
avait eu dans ses précédentes grossesses beaucoup de varices le long de la jambe gauche :
la grande lèvre de ce côté devenait toujours un
peu plus grosse que l'autre. Vers la fin de sa
dernière grossesse, cette lèvre avait acquis le
volume d'un œuf. Les douleurs se déclarèrent
le 26 mars 1802. La rupture de la poche des
eaux fut suivie de quelques fortes contractions,
et en même temps une douleur qui occasionna
un cri perçant se fit sentir dans la grande lèvre
gauche. La sage-femme remarqua qu'il s'écoulait du sang par le vagin, et que la grande lèvre gonflée avait la forme d'une boule de la
grosseur de la tête d'un enfant. M. Wendelstædt
qui fut appelé, se trouva d'abord incertain sur
le diagnostic de la tumeur. Celle-ci était d'un
rouge bleuâtre, luisante, sans pulsation ni
gargouillement. L'anneau inguinal était dans
son état normal. Il admit l'existence d'une tumeur par infiltration sanguine, ou peut-être
séreuse du tissu cellulaire de la grande lèvre
gauche; il prescrivit des fomentations tièdes
avec une décoction de quinquina et d'herbes
aromatiques. La tension de la tumeur ayant

diminué, on fit des applications froides. La femme avait eu de la diarrhée et l'hémorrhagie continuait. On prescrivit la teinture de cachou avec l'eau de canelle et quelques gouttes d'opium. Le soir à six heures, l'accouchement eut lieu sans difficulté. La tumeur creva lors du passage de l'enfant; il en sortit une grande quantité de sang. Immédiatement après l'expulsion de l'enfant, la mère tomba d'une défaillance dans une autre avec des frissons convulsifs, et à huit heures elle expira. (*Hufeland journal, T. 36, 1813, pag. 76.*)

Dans trois autres observations, dont une seule se termina heureusement, M. Wendelstædt fait mention d'un violent frisson au moment de l'ouverture de la tumeur. Aucun autre auteur n'en a parlé.

La rupture du thrombus au moment du passage de l'enfant paraît devoir toujours exister. Quelquefois cependant les parties, quoique violemment distendues par le sang, résistent au tiraillement exercé sur elles par le fœtus qui les traverse. En voici un exemple remarquable.

Une dame âgée de trente-huit ans, de petite stature, d'une constitution faible, heureusement arrivée au terme de sa septième gros-

sesse, fit appeler Siebold pour l'accoucher.
Tout alla bien et sans aucune difficulté jusqu'à la troisième époque du travail ; mais alors
il se manifesta une tumeur longitudinale à la
lèvre gauche. Cette tumeur s'accrut à chaque
effort : elle devint très-douloureuse au toucher et son volume augmenta tellement qu'on
eut lieu de craindre qu'elle ne s'opposât à la
sortie de la tête de l'enfant, mais les douleurs
redoublées triomphèrent de cet obstacle et l'enfant vint au monde sans accident.

Avant qu'on ne portât l'accouchée dans son
lit, Siebold examina soigneusement la tumeur
qui l'avait tant inquiété. Elle était d'un bleu
noirâtre, et l'on ne pouvait y toucher que la
malade ne souffrît beaucoup. Persuadé qu'elle
n'avait pas d'autre cause qu'un épanchement
de sang, provenu de la rupture d'une veine
trop distendue, il proposa d'y faire une incision ; mais ni l'accouchée ni son mari ne vou-
lurent y consentir. Il se borna donc à la couvrir avec des fomentations chaudes d'eau de
Goulard et de sel ammoniac. La douleur devint
plus supportable, la tension diminua, la tumeur perdit beaucoup de son volume ; on se
flatta de l'espoir qu'elle se dissoudrait entièrement, et que l'incision ne deviendrait pas nécessaire.

Cependant la résolution complète ne s'opérait point, quoiqu'on fit usage des remèdes ci-dessus pendant plus de deux mois. Vers le milieu du troisième mois, il survint une fièvre accompagnée de frissons , puis une inflammation avec suppuration à la tumeur. Après des douleurs très-vives , la tumeur s'ouvrit , et il en sortit une grande quantité de pus mêlé de sang. L'ouverture néanmoins était trop petite, Siebold obtint la liberté de l'agrandir par une incision longitudinale ; par ce moyen il donna issue à beaucoup de pus sanguinolent ; puis il introduisit de la charpie sèche dans la plaie et la guérison fut prompte. (*Biblioth. german. méd. chirurg. T.* 6, *pag.* 195.)

Non-seulement dans ce fait il n'y a pas eu rupture du thrombus lors du passage de l'enfant ; la gangrène, comme cela arrive ordinairement, ne s'est même pas emparée de ses parois extrêmement amincies et ensuite violemment comprimées.

On a vu quelquefois une hémorrhagie extérieure abondante exister pendant qu'il se formait un thrombus. Cette circonstance doit avoir lieu toutes les fois que la membrane muqueuse est déchirée en même temps qu'une ou plusieurs veines. Pour peu qu'il n'y ait

point un parallélisme exact entre les deux ouvertures, une partie du sang s'écoule dans le
vagin, tandis que l'autre partie s'infiltre dans
le tissu cellulaire voisin. La théorie est la même
qu'après certaines saignées. Je vais en emprun-
ter un exemple remarquable à Boer.

J'accouchai une femme, dit-il, chez laquelle
l'expulsion rapide du fœtus fut suivie d'une
hémorrhagie. En explorant les parties, je reconnus très-bien que le sang provenait d'une
déchirure du vagin : la lèvre droite de la vulve
et le côté droit du vagin, jusqu'à quatre pouces
environ de son orifice, étaient le siége d'une
tumeur considérable et livide. L'écoulement
extérieur du sang et son épanchement à l'intérieur s'arrêtèrent à l'aide de remèdes internes
et externes. La malade, douée d'une faible
complexion, était très-affaiblie. On lui administra une nourriture légère et de l'eau vi-
neuse; elle fut couchée de manière à avoir la
poitrine et le ventre aussi élevés que possible,
et des fomentations tièdes furent appliquées
sur la tumeur.

Crainte de renouveler l'hémorrhagie, je ne
me permis, ajoute Boër, un nouvel examen
qu'au bout de quatre jours. J'introduisis sans
difficulté le doigt par l'ouverture indiquée,

qui se trouvait sur le côté droit du vagin , au-
dessus de son orifice , et je trouvai une cavité
pleine de sang et de caillots , qui aurait facilement admis un poing médiocre. Je ne pus en
découvrir le fond du côté de l'intestin rectum.
Je substituai au doigt une sonde cannelée que
j'introduisis jusque sous la peau , entre l'anus et
la tubérosité de l'ischium ; j'incisai sur cette
sonde toute la paroi antérieure du sac jusqu'au
vagin , en y comprenant la grande lèvre. Je pus
alors débarrasser légèrement la cavité du sang
qui y était contenu ; je la remplis ensuite de
charpie. Je continuai ce mode de pansement ,
ayant soin , vers la fin , de recouvrir cette charpie avec un onguent digestif. La guérison ne
se fit pas attendre au-delà de vingt jours. (*Ouv.
cité*, page 327.)

Les tumeurs sanguines de la vulve peuvent ,
par leur volume , donner lieu à des accidens
qu'il est important de connaître : tels sont la
rétention des urines , un obstacle au passage
de l'enfant , de l'arrière-faix , la rétention des
lochies , et par suite une hémorrhagie interne
de l'utérus.

Le 2 juillet 1809 , dit le docteur Dewees ,
Mme A... , après un travail douloureux de quatre heures , est accouchée à onze heures du

matin, de son second enfant, qui était très-
fort. Après la délivrance, il y eut des tranchées
très-vives que l'on parvint à calmer avec l'o-
pium. A neuf heures du soir, l'accouchée se
plaignit de douleur et de tension dans la grande
lèvre gauche, qui se développa jusqu'à ce
qu'elle eût acquis un très-gros volume. Sa surface interne était considérablement amincie,
noire, et couverte de petites vésicules qui con-
tenaient un sérum jaunâtre. Plusieurs ponctions faites dans la tumeur au moyen d'une
lancette donnèrent issue à une assez grande
quantité de sang séreux, et procurèrent beaucoup de soulagement à la malade. Le 3, les
douleurs ont un peu diminué ; il y a de la
fièvre et du délire ; la tumeur comprime le
canal de l'urètre et s'oppose au cours de l'u-
rine. On remédie d'abord à cet accident en
écartant la tumeur du canal de l'urètre, en la
portant sur le côté. On fait une saignée du
bras de douze onces ; on divise la grande lèvre
dans toute la longueur de la surface interne,
et un régime des plus sévères est prescrit. L'incision met à nu un caillot considérable et pro-
cure du soulagement. Le 4, il y a moins de
fièvre, moins de douleurs. On a recours au
même moyen que la veille pour faciliter l'ex-

crétion des urines. Il s'écoule par la plaie une grande quantité de sang liquide et coagulé, mais très-fétide. On administre une once de sulfate de magnésie; cataplasme de poudre de charbon. De légères pressions favorisent la sortie du sang coagulé, et le 15, la plaie en était complètement débarrassée : on soutint les forces avec la décoction de quinquina et l'elixir de vitriol. La malade fut rétablie au bout de six semaines. Elle est accouchée plusieurs fois depuis sans accident. (*Journal de Philadelphie*, novembre 1827, n.° 17, pag. 421.

La rétention d'urine était due à la compression exercée sur le canal de l'urètre, qui se trouvait dans un état sain : aussi a-t-il suffi d'écarter la tumeur pour que le liquide pût être excrété. D'autres fois le sang, en s'infiltrant dans la cloison urétro-vaginale, a obstrué également le canal de l'urètre, et dans ces cas, le cathétérisme a été indispensable. La rétention d'urine a existé dans les faits observés par Coutouly, Ané, Reeve, Blagden, Siebenhaar, etc.

Durant le travail de l'enfantement, l'obstruction du vagin et de la vulve peut être assez considérable pour apporter de très-grands obstacles à la sortie du fœtus, s'y opposer entiè-

rement, ou ne la permettre qu'avec un délabrement énorme des parties , des déchirures
étendues , profondes, suivies de gangrène.

On voit dans le fait que j'ai rapporté d'après
M. Sédillot , que le passage de l'enfant avait
paru impossible, et que l'on fut obligé , avant
d'aider à l'accouchement , de procurer l'issue
du sang extravasé. Il en fut de même dans le
cas observé par Ané et Baudelocque , quoique
l'on eût affaire à une femme qui venait d'accoucher d'un premier enfant. Ledran en a
consigné un exemple dans ses Consultations de
chirurgie. Le voici :

Une jeune femme , grosse de neuf mois ,
éprouve les douleurs de l'enfantement , qui
augmentent peu à peu et deviennent très-
vives : elle fait un effort , et à sa suite il survient tout-à-coup à l'une des grandes lèvres un
gonflement qui , en un quart d'heure , aug-
mente de manière que la tumeur acquiert plus
de volume que les deux poings , et recouvre,
non-seulement la vulve , mais même l'autre
grande lèvre. La face interne de cette tumeur
est violette ; on sent dans toute sa longueur
une fluctuation qui est douteuse. On de-
mande ce qui a pu donner lieu à cette tumeur
survenue si subitement et ce qu'il faut faire.

La chose presse, car la dame ne saurait ac-coucher. Ledran, après avoir démontré que cette tumeur était un véritable thrombus, ajouta : « Qu'il faut aussitôt fendre cette lèvre dans toute sa longueur, en ôter les caillots : c'est du côté de l'intérieur de la vulve qu'il faut faire cette incision. Après cela, il suffira de mettre dans le vide un peu de charpie jusqu'à ce que l'accouchement soit fait. »

On ouvrit en effet la tumeur ; on y trouva plus de vingt onces de sang, moitié fluide, moitié coagulé, qui adhérait très-fortement aux parois du foyer. En deux jours, ce foyer disparut presque entièrement, et en moins de huit jours l'incision, quoique très-longue, a été guérie. (Page 376.)

On se fait facilement une idée des déchirures énormes qui auraient eu lieu, si des douleurs expulsives très-violentes avaient forcé l'obstacle que présentait la tumeur, avaient poussé l'enfant à travers des parties si gonflées.

L'obstruction de la vulve était bien plus considérable encore dans le fait suivant, où Zeller eut de la peine à faire pénétrer le doigt dans le vagin.

Chez une primipare âgée de dix-neuf ans,

la tête de l'enfant , dès le commencement du travail , occupait le fond de l'excavation pelvienne , quoique l'orifice fût à peine ouvert : des douleurs plus intenses en opérèrent lentement la dilatation. Six heures après l'écoulement des eaux , la tête étant au détroit inférieur, il se forma dans la grande lèvre gauche , pendant une forte douleur , une tumeur qui s'étendait jusqu'à l'anneau inguinal. Zeller soupçonna de suite une hernie : mais en examinant attentivement , il remarqua que tout le côté gauche du vagin était également le siége d'une tumeur qui se continuait avec celle de la grande lèvre. Pendant la douleur qui suivit , la tumeur extérieure s'accrut au point d'égaler en peu de minutes le volume d'une tête d'enfant. Elle obstruait la vulve à tel point que j'eus beaucoup de peine , dit Zeller, à introduire le doigt dans le vagin : elle se trouvait fortement poussée en avant par la tête du fœtus qui faisait effort pour sortir. En ce moment la femme fut prise de convulsion : sur-le-champ je pris le parti d'ouvrir la tumeur ; je pratiquai une incision longue de trois pouces dans l'enfoncement qui ordinairement se trouve entre la grande et la petite lèvre. Il sortit une quantité considérable de sang liquide

et coagulé. Dès que la tumeur fut évacuée, je
facilitai le dégagement de la tête avec le levier :
en peu de minutes l'accouchement fut terminé. Aussitôt après, à l'aide d'une compression dirigée de l'anneau inguinal vers la plaie,
je fis sortir le sang qui se trouvait extravasé ;
je nettoyai la cavité aussi bien que possible,
et provisoirement je recouvris la plaie avec un
linge.

La délivrance ne se fit pas attendre. J'injec-
tai alors de l'eau tiède dans le foyer sanguin
afin de le déterger tout-à-fait ; je fis coucher la
femme sur le côté droit afin d'empêcher les
lochies de s'introduire dans la plaie, et de faciliter l'écoulement de ce qui pourrait en sortir.
L'incision se trouvait réduite à un pouce lorsque
tout fut vide et détergé. La guérison eut lieu
dans l'espace de quinze jours, sans qu'il ait été
besoin d'employer aucun traitement particulier. (*Bemerkungen uber d. pr. enthendungs-
kunst. Wien* 1789, pag. 105.)

Dans aucune observation l'occlusion de la
vulve n'a été aussi considérable ; et c'est avec
raison que Zeller regardait l'accouchement
comme impossible. Dans aucune autre il n'est
parlé de convulsions. Ces convulsions ont été
occasionnées par l'obstacle qui s'opposait à la

sortie de l'enfant, par l'intensité plus grande et la persistance des contractions utérines, en raison de la résistance qu'elles rencontraient. C'est de la sorte au moins que, dans quelques circonstances, un obstacle d'un autre genre au passage du fœtus a donné lieu à l'éclampsie. Aucune hémorrhagie n'a suivi l'ouverture du foyer, et l'incision qui fut faite dans l'étendue de trois pouces se trouva réduite des deux tiers, après l'évacuation du liquide, le retour sur elles-mêmes des parois de la tumeur. Il ne faut jamais craindre en pareil cas de donner beaucoup de longueur à l'ouverture : on éprouve beaucoup plus de facilité à enlever les caillots, et l'on n'a pas à craindre d'avoir à l'agrandir plus tard.

Après la délivrance, on a vu les tumeurs sanguines obstruer assez complètement la cavité du vagin pour déterminer la rétention des lochies. Cette rétention des lochies existait dans le fait de Solayrès ; elle existait également dans les observations rapportées par Peu, Delius, le docteur Vingtrinier. Cet accident mérite une attention d'autant plus grande, que le sang en s'accumulant dans l'utérus peut le distendre, et devenir cause d'une hémorrhagie interne.

Un thrombus volumineux, s'étendant très-haut sur le côté du vagin, se développa pendant l'accouchement, dit Mme Lachapelle, chez une dame de ma clientèle. Cette tumeur s'accrut après la sortie de l'enfant, retint dans le vagin et l'utérus le sang des lochies, causa ainsi la distension de la matrice, et par suite une hémorrhagie interne des plus alarmantes. Heureusement, dans les efforts que je fis pour introduire ma main dans cet organe, afin d'en extraire les caillots, je rompis involontairement la tumeur vers l'entrée du vagin; il en sortit beaucoup de sang coagulé; elle s'affaissa, et tous les accidens qu'elle avait fait naître se dissipèrent avec elle sans aucun traitement particulier. Dans ce cas, comme dans celui dont j'ai été témoin à l'hospice, l'épanchement du sang dans le tissu cellulaire pelvien et sous-cutané avait été accompagné d'une douleur vive et continue. (*Prat. des Accouch*, T. III, p. 201.)

Dans aucune observation, il n'est parlé de la rétention des matières fécales. Cette rétention eût été inévitable dans le fait observé par Ané, si l'on n'eût point donné issue au sang épanché. Le rectum se trouvait oblitéré d'arrière en avant. Il existe un beaucoup plus grand nombre d'observations dans lesquelles le sang, amassé dans l'épaisseur de la cloison recto-vaginale, devait obstruer l'intestin d'avant en arrière.

A ces accidens, dus entièrement au volume de la tumeur, à la compression qu'elle exerce sur les parties voisines, il peut s'en joindre d'autres dépendans de l'irritation, de l'inflammation. On a vu les douleurs prendre, au bout de peu de temps, le caractère inflammatoire, se propager à la région hypogastrique, qui devient alors sensible à la pression, se tuméfie, se ballonne. La fièvre ne tarde pas à paraître, et le délire est venu plusieurs fois s'y joindre. Fichet de Flechy, Dewees, Ané, etc., ont vu ces divers accidens; et chez la malade dont parle ce dernier, la fièvre primitive ne disparut que le quatorzième jour.

J'ai eu occasion d'observer une péritonite mortelle chez une femme attaquée d'un thrombus du vagin. Quoique, dans ce cas, je sois porté à penser qu'il y a eu simple coïncidence des deux affections, plutôt qu'action de l'une pour déterminer l'autre, je crois cependant devoir le faire connaître. Ce sera tout au moins un exemple de complication.

Une couturière âgée de vingt-huit ans, d'une faible constitution, enceinte pour la première

fois, accoucha naturellement et à terme après
un travail de quinze heures. L'enfant pesait
sept livres. Immédiatement après la délivrance, on reconnut sur la paroi gauche du
vagin une tumeur qui bientôt acquit un volume tel, qu'elle obstruait complètement ce
canal. En pressant cette tumeur latéralement,
on voyait s'écouler par la vulve, du sang en
partie liquide, en partie coagulé. On crut d'a-
bord que la tumeur, qui était bien évidemment sanguine, était ouverte, et que par la
compression on exprimait le sang qu'elle contenait ; mais on vit ensuite que la compression
n'avait d'autre effet que de permettre l'écoulement du sang provenant de l'utérus, et qui
se trouvait retenu au-dessus de la tumeur. Une
ouverture ne tarda pas à se faire sur la partie
moyenne de ce thrombus ; elle fut suivie d'une
hémorrhagie assez considérable. Cependant,
dès le premier jour, l'abdomen devint généralement douloureux à la pression, mais principalement dans la région hypogastrique ; en
même temps il se tuméfia.

Le lendemain, ces accidens persistant, on
appliqua sur le bas-ventre des sangsues qui
procurèrent un soulagement momentané. Peu
d'heures après, les douleurs acquirent plus
d'intensité qu'auparavant, la fièvre devint plus

forte ; il s'y joignit de la toux et de l'oppression ; il y eut plusieurs vomissemens de matières bilieuses et plusieurs selles en diarrhée. Un bain de vapeur, des boissons gommées, des lavemens émolliens et des cataplasmes de même nature, n'empêchèrent pas la maladie d'aller en empirant. L'émission des urines s'accompagna de grandes douleurs ; l'abdomen était toujours très-sensible à la pression, principalement dans la région hypogastrique ; une soif très-vive, la faiblesse, l'irrégularité du pouls, une oppression plus considérable, précédèrent la mort, qui eut lieu à la fin du troisième jour des couches.

A l'ouverture du cadavre, on trouva, outre les désordres propres à la péritonite, que le vagin était perforé à l'union du tiers moyen avec le tiers supérieur de la paroi latérale gauche. L'ouverture, arrondie et du diamètre d'environ un pouce, conduisait dans une vaste caverne remplie de sang ; cette caverne était creusée dans le tissu lamineux du détroit inférieur du bassin, et s'étendait jusque sous le péritoine.

Malgré la préexistence de la tumeur sanguine, je ne crois pas qu'elle ait été la cause directe de la péritonite. Le bas-ventre devint douloureux dans toute son étendue ; les douleurs étaient, à la vérité, plus fortes dans la région hypogastrique ; mais elles n'étaient point parties de cet endroit ; elles avaient existé en même temps partout. La malade était couchée dans les infirmeries de la maison d'accouchement, où la péritonite régnait épidémiquement, et la perte de sang qu'elle avait éprouvée, l'affaiblissement qui en était résulté, la disposaient beaucoup à contracter cette maladie. Dans ce fait, il y a eu, je pense, coïncidence des deux maladies plutôt que production de l'une par l'autre.

Je signalerai dans cette observation l'obstruction complète du vagin, l'amas du sang au-dessus de la tumeur, amas qui aurait pu être assez considérable, si celle-ci eût été méconnue pendant quelque temps, pour amener tous les accidens d'une hémorrhagie interne de l'utérus. Sous ce rapport, l'observation se rapproche beaucoup de celle que je viens de citer d'après Mme Lachapelle.

Pour peu que les tumeurs sanguines de la vulve soient volumineuses, les malades ne peuvent rester que couchées sur le dos, ayant les cuisses écartées et fléchies. La tension et le gonflement des parties ne leur permettent point d'étendre les membres inférieurs, et les divers mouvemens que font les malades s'accompagnent de beaucoup de douleur.

Les tumeurs sanguines de la vulve et du vagin peuvent se terminer par résolution, à la manière des thrombus situés dans tout autre endroit ; par suppuration, l'inflammation s'empare des parois du foyer qui s'ulcèrent ; le sang est entraîné avec le pus, qui devient plus ou moins ichoreux et fétide par la putréfaction des caillots : par rupture de la tumeur, et sortie du sang qui la forme ; enfin, par gangrène de cette même tumeur, les points les plus amincis sont frappés de mort ; les escharres se détachent et mettent à nu un caillot plus ou moins volumineux. Démontrons par des faits ces différentes assertions.

La terminaison par résolution est assez rare ; elle n'a guère lieu que lorsque le sang est déposé dans les mailles du tissu cellulaire, n'est pas réuni en foyer ; on le voit alors se coaguler ; sa partie séreuse s'étend au loin dans les aréoles les vacuoles du tissu lamineux où elle est d'abord absorbée : vient ensuite le tour de la partie solide qui est également éliminée par les vaisseaux absorbans. Le docteur Audibert rapporte un exemple de ce mode de terminaison. Il fut appelé rue Meslay, le 12 octobre 1809, pour donner des soins à une dame âgée d'environ vingt-sept ans, en travail de son premier enfant. Celui-ci présentait les pieds ; il naquit sans difficultés, bien portant. Deux heures environ après que M. Audibert se fut retiré, on vint le chercher de nouveau. L'accouchée se plaignait d'une douleur très-vive dans l'aine, au périnée et vers l'anus. Il existait une tumeur beaucoup plus grosse que le poing, qui avait son siège dans la grande lèvre droite, s'étendant vers la partie supérieure et interne de la cuisse, le périnée, l'anus et la tubérosité de l'ischion. Elle ne présentait ni battemens, ni fluctuation, mais beaucoup de tension et de dureté. Il n'y avait aucune déchirure au périnée ni aux grandes lèvres. La malade déclara que pendant toute sa grossesse, elle avait eu la grande lèvre droite gonflée et parsemée de vaisseaux variqueux de la grosseur d'une forte plume à écrire.

Aucune circonstance de l'accouchement ne pouvait rendre raison de cet accident. M. Audibert, prescrivit aussitôt l'application de compresses imbibées de vin tiède. Ces compresses furent maintenues avec la main qui devait en même temps exercer une compression dans le but de s'opposer à l'augmentation de l'épanchement. Ces moyens furent couronnés de succès, et vers le cinquième jour de l'épanchement, la

résolution était presque complète. (*Dissert.*
inaugur. Paris, 1812, pag. 8).

La promptitude avec laquelle cette tumeur a
disparu, pourrait faire croire peut-être que sa
disparition a été due en partie à une ouverture
qui se sera faite dans le vagin ; le liquide qui
en sera sorti se trouvant mêlé avec les lochies,
on ne s'en serait pas aperçu. Il n'est pas impossible cependant qu'une pareille tumeur dispa-
raisse presqu'entièrement dans l'espace de cinq
jours. Au reste si l'on conserve quelque doute
à ce sujet, je ferai connaître plus loin un fait
extrait de l'ouvrage de Boer, et qui ne laisse
aucune incertitude sur la possibilité d'une résolution complète.

La terminaison par suppuration est ordinairement précédée d'un commencement de résolution. J'en ai rapporté un exemple d'après
Siebold. En voici un autre dans lequel on croyait
la résolution complète, lorsque la suppuration
se prononça.

Une femme chez laquelle les grandes lèvres
s'étaient tuméfiées pendant le court séjour de
la tête de l'enfant dans le fond du bassin lors de
son premier accouchement, fut à peine délivrée et remise au lit qu'elle manifesta quelque
crainte d'une descente de matrice à laquelle
Baudelocque ne donna aucune attention, cer-

tain que cet accident ne pouvait exister. La même inquiétude agitant encore la malade huit ou dix heures après, et cette femme se plaignant alors de douleurs, de tension et de gonflement dans les parties, accidens peu ordinaires, même à la suite d'un accouchement pénible et long, le célèbre accoucheur l'examina et observa que les grandes lèvres étaient tuméfiées, de couleur brune ou livide, surtout celle du côté gauche; que le gonflement était accompagné d'une grande ecchymose qui recouvrait toute la fesse gauche, et qui s'élevait au-dessus de la crête de l'os des îles. Des lotions, des fomentations, des cataplasmes dissipèrent le gonflement des grandes lèvres et firent disparaître assez promptement l'ecchymose, de sorte que la malade put se lever et marcher, quoiqu'avec peine, après une douzaine de jours, et sortir même avant la fin de la troisième semaine, n'attribuant à cette époque le malaise qu'elle éprouvait, et les douleurs sourdes et profondes qu'elles ressentait, qu'à la situation gênante dans laquelle on l'avait retenue long-temps, et au défaut de forces et d'exercice. Peu de jours après la première sortie, ces douleurs sourdes et profondes devinrent aiguës et lancinantes, accompagnées de frissons et de fièvre; une tumeur dure, circonscrite, que la malade avait déjà remarquée au

bas de la fesse près de la vulve, prit du développement; et en même temps la gêne, la pesanteur et l'espèce d'obturation dont elle se
plaignait du côté de l'intérieur du vagin, parurent plus incommodes. Ces accidens détermi-
nèrent à redemander Baudelocque, qui ne vit
alors qu'une tumeur qu'il était pressant d'ouvrir et qu'il était loin de présumer de l'espèce
du thrombus. L'étendue du foyer, sa profondeur, ses connexions d'une part avec le vagin
et de l'autre avec l'intestin rectum, les accidens
qui semblaient annoncer un foyer purulent,
portèrent cet accoucheur à ne point se charger
d'une opération qui pouvait exiger les lumières
d'un chirurgien consommé, et des pansemens
réguliers et longs. Il conseilla d'appeler Pelletan
qui ne fut pas moins étonné que lui de ne trouver que du sang dans ce vaste dépôt, et un
sang dont la couleur et l'odeur annonçaient
qu'il n'était pas récemment épanché.

Le peu de sang vermeil qui sortit ne donnant aucune crainte d'hémorrhagie consécutive,
ni même celle de voir le foyer se remplir de
nouveau, on introduisit seulement une bande-
lette dans l'incision et on pansa simplement.
Mais le lendemain voyant que la poche s'était
remplie et qu'il s'était écoulé assez de sang au-
dehors pour ne laisser aucun doute que les vais-

seaux déchirés en verseraient encore, on introduisit quelques bourdonnets liés dans le fond du foyer, et on tamponna légèrement le vagin, ce qui réussit parfaitement. Ce foyer parut moins vaste aux pansemens suivans. Les parois se rapprochèrent de jour en jour, et la guérison en fut complète en moins d'un mois. (*Journal général de méd. T. 1 pag.* 466.

On voit qu'une partie de l'épanchement avait été absorbée lorsque l'autre partie cherchait à se frayer une issue au-dehors à l'aide de l'inflammation. Le frisson et la fièvre, indices de la suppuration, existaient dans le fait de Siebold et dans un autre consigné dans l'ouvrage de Peu, et qui trouvera bientôt sa place dans ce travail. L'hémorrhagie qui suivit l'ouverture du dépôt et qui provenait de vaisseaux ouverts depuis plus de trois semaines, mérite de fixer l'attention et sera-rappelée lorsque je traiterai des indications curatives.

Les thrombus de la vulve et du vagin se rompent quelquefois par excès de distension; le sang s'écoule et la guérison s'opère. Aux exemples déjà cités de ce mode de terminaison, je joindrai le suivant.

Je vis en 1788, dit Barbaut, une dame qui accoucha si promptement de son troisième enfant, que la garde fut obligée de le recevoir.

Peu après la délivrance, cette dame éprouva des douleurs périodiques que l'on prit pour des tranchées. Ces douleurs continuèrent pendant plusieurs heures et ne se calmèrent que quand la malade eüt perdu une assez grande quantité de sang. La garde, en retirant un linge qui se trouvait rempli de caillots, vit que la fesse, la cuisse et la grande lèvre du côté droit étaient ecchymosées dans une grande étendue, et en écartant la tumeur que formait la grande lèvre, elle aperçut une déchirure assez grande pour permettre au doigt de pénétrer dans un foyer profond, rempli de caillots. Il y eut une consultation dans laquelle on se borna à prescrire des lotions et des injections d'eau d'orge miellée, d'eau vulnéraire et l'accident n'eût aucune suite fâcheuse. (*Cours d'accouchemens, T.* 1 , *pag.* 49)

Il n'est pas rare, après une semblable rupture, de voir la gangrène s'emparer d'une partie des parois du foyer et venir donner plus d'étendue à l'ouverture.

Madame Lachapelle vit une tumeur se développer en moins d'un quart d'heure, chez une femme âgée de vingt-six ans, en travail de son premier enfant, au moment où la tête descendait dans le vagin. Cette tumeur parut envahir principalement la nymphe gauche; elle

acquit promptement un volume assez considérable pour obstruer le vagin et arrêter la marche du travail qui durait déjà depuis six heures. Cependant deux heures après cet évène-
ment, la tumeur se rompit et donna issue à
un énorme caillot de sang ; la tête alors put
s'avancer et l'accouchement fut à l'instant terminé. Une escharre gangréneuse a enveloppé
les bords de la déchirure; mais la guérison
n'en a été que fort peu retardée. (*Prat. des
accouch. T. 3, page 201*)。

Ce fait peut être ajouté à ceux dans lesquels
la tumeur a mis obstacle à l'accouchement.
M.ᵐᵉ Lachapelle fait remarquer que la gangrène n'a que fort peu retardé la guérison.
Peut-être a-t-elle, au contraire, accéléré cette
guérison, prévenu des accidens en rendant plus
facile et plus prompte la détersion du foyer.

Il me reste à examiner la terminaison par
gangrène. Th. Reeve va m'en fournir un exemple remarquable.

Le 13 septembre 1787, je fus appelé, dit ce
praticien, chez une femme âgée de trente-deux
ans, parvenue au terme de sa première grossesse, et qui éprouvait depuis le matin les douleurs de l'enfantement. Elle accoucha naturellement, et au bout de cinq minutes, le placenta
fut expulsé. Mais après la délivrance, la femme

se plaignit d'éprouver des douleurs cruelles vers le périnée; *ces douleurs étaient bien plus vives, bien plus aiguës que celles de l'accouche-ment*; elles allaient toujours en augmentant, et bientôt il survint une syncope. En reprenant connaissance, l'accouchée dit qu'elle avait une grosseur à la vulve. On aperçut en effet, auprès du périnée, une tumeur dure dont le volume s'accrut rapidement au point d'occuper toute la grande lèvre gauche depuis le périnée jusqu'au ligament de Poupart. Le lendemain elle égalait le volume du corps du fœtus; les tégu-mens paraissaient sur le point de se rompre. On fit usage de compresses trempées dans l'eau végéto-minérale. Le troisième jour, on remar-quait sur divers points une couleur livide; la gangrène s'était emparée de la plus grande par-tie des tégumens. Le quinquina fut adminis-tré en substance à haute dose; on eut recours à des cataplasmes anti-septiques fréquemment renouvelés. La chambre fut aérée, ventilée pour diminuer la mauvaise odeur qui devenait de plus en plus grande. Le sixième jour, l'escharre se détacha et il s'écoula une quantité consi-dérable de pus et de sang caillé. Dès ce mo-ment une grande amélioration se déclara et la guérison fut complète au bout de trois se-maines. Lors de l'apparition de la tumeur, il

y eut une rétention d'urine qui nécessita le cathétérisme. (*London med. Journ.* 1788 ,
pag. 119).

L'art, chez cette femme, a bien peu contribué à la guérison. Jusqu'au moment où l'escharre s'est détachée, où le liquide épanché a
pu s'écouler, tous les moyens mis en usage
avaient été sans efficacité contre les douleurs.
C'est la gangrène qui a commencé la cure.
Cette gangrène a eu lieu à l'extérieur. Dans
l'observation suivante, elle a eu lieu en différens points et dans la profondeur des parties.

Une femme contrefaite, affectée d'une hernie ombilicale, éprouvait les douleurs de l'enfantement depuis vingt-quatre heures, et quoique ces douleurs fussent assez fortes depuis
près de douze heures, le travail avançait lentement parce que l'enfant était fort et le bassin
resserré. Fichet de Flechy, appelé auprès de
cette femme, réduisit la hernie ombilicale et la
maintint réduite au moyen d'un bandage de
corps : il recommanda à la sage-femme de
comprimer et de soutenir l'ombilic avec la main
pendant chaque douleur. Avec le temps, des
contractions plus fortes et plus rapprochées
eurent lieu ; la tête de l'enfant après s'être
alongée et comme moulée à la filière que lui

offrait le détroit inférieur, parvint à le franchir; Fichet fut appelé de nouveau pour faire l'extraction des épaules qui se trouvaient arrêtées; il opéra en même temps la délivrance.

Le lendemain matin, les parties externes de la génération étaient extrêmement tuméfiées, douloureuses et enflammées : on les recouvrit avec un cataplasme, qui fut continué les jours suivans.

Le troisième jour, les lochies se supprimèrent; il survint de la fièvre, mal de tête, difficulté de respirer, crachement de sang et dévoiement. Ces accidens furent combattus par cinq saignées du bras, des boissons pectorales, des potions huileuses kermétisées et des lavemens.

Le huitième jour, le gonflement des grandes lèvres avait tellement augmenté, qu'il s'étendait sur le périnée et jusqu'à l'anus. La grande lèvre droite continuant à grossir, étant le siège de douleurs très-vives et d'une escharre gangréneuse, Fichet se décida à y faire une incision qui donna issue à une chopine de sang noir, coagulé, d'où résulta un grand calme. Deux jours plus tard, il ouvrit également un dépôt dans la grande lèvre gauche. Ces diverses incisions, faites avec précaution dans la

crainte qu'il n'y eût dans les tumeurs des portions d'intestin , firent voir qu'il existait de
chaque côté du vagin un délabrement considérable. Le lendemain de l'opération , on
trouva l'appareil rempli de matières fécales ;
la cloison recto-vaginale était en partie détruite
inférieurement. Malgré cette complication,
des injections vulnéraires et détersives , avec un
pansement méthodique, procurèrent la guérison de la malade en moins d'un mois. (*Observ.
de méd. chir. et accouch.*, pag. 375.

On voit que la gangrène s'était manifestée
à l'extérieur et avait en même temps détruit
la cloison recto-vaginale à sa partie inférieure.
On pourrait croire que la gangrène de la cloison recto-vaginale a été occasionnée par la
compression que cette partie a éprouvée de la
part de l'enfant ; mais je ferai remarquer qu'il
n'est point dit que la tête du fœtus eût séjourné long-temps contre cette partie : que
les gangrènes qui s'observent quelquefois lorsque l'enfant a séjourné pendant long-temps
dans le détroit inférieur, par suite ou non de
rétrécissement du bassin , n'ont pas lieu ordinairement à la partie inférieure de la cloison
recto-vaginale , mais bien dans un point plus
élevé, et surtout en avant dans la paroi anté-

rieure du vagin , d'où résulte plus fréquemment la perforation de la vessie et du canal
de l'urètre. Il me paraît bien plus rationnel de
croire que beaucoup de sang s'étant extravasé
dans l'épaisseur de la cloison recto vaginale,
aura distendu beaucoup cette cloison et aura
amené par suite la gangrène.

Dans une observation d'Ulsamer, mentionnée par d'Outrepont, on voit qu'une ouverture
gangréneuse, survenue le deuxième jour, permit la sortie des caillots; mais il se forma entre
le rectum et le vagin une cavité à parois noires,
putrides , se prolongeant jusqu'à la saillie sacro-vertébrale. On pouvait introduire toute la
main dans cette cavité. La guérison ne fut obtenue qu'après six semaines d'un traitement
méthodique.

Il n'existe aucun exemple de fistule vésico-
vaginale due à la même cause. On en conçoit
facilement la possibilité, et peut-être , ainsi
que le remarque Siebenhaar , quelques-unes
de ces fistules qui succèdent à l'accouchement
sont-elles la suite de thrombus. Je dois faire
observer cependant que l'infiltration, et surtout
l'épanchement du sang , sont difficiles et rares
dans la paroi antérieure du vagin.

7..

Diagnostic.

Le diagnostic des thrombus de la vulve et du vagin paraît facile. La préexistence de varices, l'apparition brusque de la tumeur et l'augmentation rapide de son volume, une dureté insolite ou de la fluctuation, souvent une cause déterminante bien évidente, telle que coup, chute, effort violent, voilà autant de circonstances qui peuvent éclairer le diagnostic. Des erreurs assez grossières ont cependant été commises.

Je dois dire d'abord qu'il ne faut pas confondre avec les thrombus certaines tumeurs variqueuses des grandes lèvres qui peuvent acquérir un volume considérable, durer très-long-temps, sans occasionner beaucoup d'incommodité. Mauriceau rapporte un exemple remarquable de ces varices, observé chez une femme de soixante ans, et qui en était affectée depuis vingt ans. La grande lèvre gauche avait la grosseur des deux poings. Des symptômes d'inflammation et de suppuration s'étant manifestés dans cette partie, on fit une incision qui donna issue à une grande quantité de pus semblable à de la lie de vin. La guérison ne tarda pas à avoir lieu.

Mauriceau dit avoir vu plusieurs autres femmes, et même des femmes grosses, avoir des tumeurs semblables, de médiocre grosseur, à l'une des grandes lèvres , sans autre accident qu'une douleur assez considérable qui en détermine la suppuration. (*Ouv. cité* , tom. II , pag. 29, 7.ᵉ édit.)

Le docteur Massot , dans un mémoire adressé à l'Académie royale de Médecine , en fait connaître un exemple très-curieux , et que je vais consigner ici.

« Je connais, dit-il , une femme qui , à la suite d'un seul et unique accouchement, porte une tumeur variqueuse à chaque grande lèvre. A l'époque où les menstrues doivent arriver, ces tumeurs acquièrent le volume d'une grosse orange ; quand l'écoulement a paru , elles diminuent considérablement de volume, surtout si les règles sont abondantes. Des sangsues appliquées à la marge de l'anus ont plusieurs fois amené cette diminution , lorsqu'elle n'avait pas eu lieu spontanément. Il arriva une fois que , dans un violent accès de colère accompagné de mouvemens forcés et rapides , ces tumeurs s'ouvrirent ; il s'en écoula une grande quantité de sang d'abord liquide, d'un rouge noir , ensuite grumelé. La guérison s'en opéra très-bien et fut grandement aidée par une compression méthodique. »

Dans ce fait, comme dans ceux dont parle Mauriceau, le sang était contenu dans les veines plus ou moins largement dilatées ; il n'était point extravasé ou épanché dans le tissu lamineux voisin : il n'y avait donc pas thrombus. Les tumeurs ne différaient en rien, par leur nature, des varices situées en d'autres lieux du corps.

La couleur violacée des parties affectées de thrombus, quoique très-fréquente, n'existe pas toujours, et l'absence seule de ce signe pourrait embarrasser les praticiens, s'ils n'étaient point prévenus. Alix cite un fait très-remarquable à cet égard.

Une femme, d'un tempérament très-sanguin, enceinte pour la première fois, et qui avait négligé de se faire saigner pendant sa grossesse, éprouva, au terme ordinaire, les douleurs de l'enfantement. La tête du fœtus, en raison de son grand volume, séjournait dans le bassin, lorsque tout-à-coup, au milieu d'efforts violens, les deux lèvres de la vulve acquirent un volume considérable, ce qui, joint à la grosseur de la tête de l'enfant, rendait encore l'accouchement plus difficile.

La sage-femme, qui n'avait jamais rien vu de pareil, fit appeler un chirurgien : celui-ci croyant avoir affaire à une double hernie, pratiqua une saignée du bras, fit recouvrir les tumeurs de cataplasmes émolliens, et, à diverses reprises, il essaya d'en faire la réduction.

Passant par hasard dans le village, dit Alix, pour visiter un homme qui avait fait une chute de cheval, on me pria d'aller voir cette femme, que l'on regardait comme moribonde. Je la trouvai extrêmement affaiblie, n'ayant plus de douleurs pour accoucher. Les deux lèvres de la vulve étaient très-tuméfiées, sans changement de couleur à la peau ; elles fermaient exactement l'entrée du vagin. Une fluctuation bien manifeste me fit soupçonner quelque extravasation. Je pratiquai sur la partie inférieure de la marge de chaque lèvre une incision assez profonde pour atteindre le tissu cellulaire : aussitôt il s'écoula une grande quantité de sang tant coagulé que liquide. Je fis ensuite sortir avec le doigt tout ce qui ne s'était pas échappé au dehors. Les lèvres reprirent petit à petit leur volume ordinaire ; il me fut alors très-facile de terminer l'accouchement. A l'aide du forceps, que le chirurgien avait apporté, j'amenai un garçon bien portant. J'introduisis dans les plaies de la charpie sèche, que je fis tenir avec un emplâtre agglutinatif; le tout fut ensuite recouvert de plumasseaux imbibés de vin miellé. Dans l'espace de neuf jours, la guérison fut complète. (*Observata chirurgica*, *fascicul.* II, pag. 95.)

Cette observation me paraît fort curieuse sous le rapport du diagnostic. L'épanchement sanguin fut d'abord pris pour une double hernie et traité comme tel. Le défaut de changement de couleur à la peau pouvait faciliter l'erreur, malgré la fluctuation que l'on supposait peut-être dépendre de la présence d'un liquide séreux dans le sac herniaire. Il faut se rappeler que les hernies sous-pubiennes n'acquièrent jamais un volume considérable, qu'elles ne peuvent pas se former ni grossir lorsque l'excavation pelvienne est entièrement occupée par la tête du fœtus. La fluctuation sera, ce me semble, d'un bien plus grand secours que l'impossibilité de la réduction, qui peut exister avec une hernie tout aussi bien qu'avec un thrombus.

Plusieurs fois cependant on a pris de pareilles tumeurs pour des hernies. D. Macbride commit cette erreur. Clegorhn, appelé en consultation, ne soupçonna pas davantage le caractère du gonflement de la grande lèvre, et ce ne fut qu'après la rupture des parois du thrombus que ces praticiens reconnurent l'accident auquel ils avaient affaire. Voici le fait.

Dans le courant du mois d'août, on m'appela, dit Macbride, pour voir une dame qui était délivrée depuis une heure. Cette dame éprouvait encore de si grandes douleurs, que les personnes qui l'entouraient craignaient de la voir mourir. En recherchant la cause de ces douleurs, je trouvai qu'elles étaient dues à une tumeur considérable qui occupait une des grandes lèvres. Cette tumeur, très-douloureuse, était survenue immédiatement après la délivrance, quoique l'accouchement eût été très-facile. Au premier abord, je fus porté à croire que c'était une hernie; que les viscères n'étant plus soutenus après la délivrance, comme pendant la grossesse, s'étaient échappés et formaient hernie. Toutefois, réfléchissant sur la situation de la malade, que je regardais comme peu commune et dangereuse, je fis appeler le docteur Clegorhn et la personne qui avait présidé à l'accouchement.

Une heure s'écoula avant que nous fûmes réunis, et pendant ce temps la tumeur acquit

le volume de la tête d'un enfant à terme, s'é-
tendit jusqu'au périnée, devint le siége de
douleurs atroces, et prit une couleur livide.

Le cas étant nouveau, et aucun de nous ne
pouvant bien reconnaître le vrai caractère de
la tumeur, nous conseillâmes des fomentations
spiritueuses, et nous convînmes de revoir la
malade dans la soirée.

Lors de notre seconde visite, les douleurs
n'étaient pas diminuées ; la tumeur avait encore augmenté de volume, et les tégumens,
en partie mortifiés sur le point le plus saillant,
étaient prêts à se rompre. La rupture ayant
eu lieu pendant la nuit, il s'écoula une grande
quantité de sang coagulé. Les douleurs diminuèrent aussitôt, et lorsque nous vîmes la
malade dans la matinée, il nous fut facile de
reconnaître le caractère de la tumeur, et nous
conçûmes l'espoir de sauver la malade. Une
partie considérable de la peau étant frappée
de gangrène, on facilita la séparation des escharres avec un digestif approprié ; on continua les fomentations. Pendant une semaine,
la quantité de sang coagulé qui s'écoulait à
chaque pansement était considérable ; cette
quantité diminua petit à petit ; le reste du sang
extravasé, ou fut absorbé, ou fut entraîné par

la suppuration, et vers la fin du deuxième
mois il ne restait aucune apparence de la tumeur ; la plaie était cicatrisée, et la femme
n'éprouvait aucune suite de cet accident.
(*Med. observ. and inquir.*, vol. V, 1776,
page 86.)

On voit dans ce cas l'incertitude de trois
praticiens sur le diagnostic de la tumeur jusqu'au moment de son ouverture. On soupçonna une hernie sans cependant avoir d'idée
arrêtée. Il n'en fut pas de même dans le fait
suivant, rapporté par Pacull.

Une tumeur sanguine, de la nature du
thrombus, d'un volume double de celui d'un
œuf de poule, tendue, douloureuse, *sans
changement de couleur à la peau,* survenue à la
grande lèvre droite immédiatement après l'accouchement, fut prise d'abord pour une hernie vaginale et tourmentée pendant trois jours
par des tentatives de réduction. Le véritable
caractère de la tumeur ayant alors été recon-
nu, on tenta de la vider par le trois-quarts. Les
caillots ne pouvant sortir, il fallut en venir à
l'incision pratiquée sur la canule de cet instrument. Le pansement fut simple et la guérison
très-prompte. (*Journal général de Médecine,*
tom. XIII, p. 61.) »

Dans ce fait, l'erreur a été complète. Il suffit, ce me semble, d'être prévenu de sa possibilité, pour que, avec un peu d'attention, on parvienne à l'éviter. L'observation présente un second exemple, dans lequel la couleur de la peau n'avait subi aucun changement. Elle est encore remarquable par l'inutilité d'une ponction avec le trois-quarts.

Des erreurs d'une autre nature ont été commises, et dans une observation que j'ai rapportée d'après Casaubon, on voit qu'un thrombus de la vulve a été pris pour un renversement du vagin. Des tentatives de réduction occasionnèrent la rupture de la tumeur, d'où il résulta une hémorrhagie mortelle. Casaubon assure avoir connaissance de deux autres cas, dans lesquels une semblable erreur de diagnostic fut commise, et de pareilles manœuvres furent suivies du même résultat. On a peine à concevoir des fautes aussi grossières ; elles ne peuvent être commises que par des personnes tout-à-fait ignorantes. La différence entre ces deux affections est si grande, que je ne crois pas devoir m'y arrêter.

Le docteur Siebenhaar pense qu'on pourrait confondre le thrombus vulvaire avec une tumeur purement inflammatoire occasionnée par du sang accumulé dans les vaisseaux capillaires : *tumor mere inflammatorius, a sanguine in vasis capillaribus accumulato, natus.* L'auteur entend sans doute parler du phlegmon commençant. Il donne le défaut de fluctuation, la surface égale de la tumeur, les douleurs ardentes dont elle est le siége, comme les principaux caractères qui serviront à la distinguer du thrombus ; il ajoute l'absence de la coloration brunâtre de la peau des environs de l'anus et du vagin. Je viens de rapporter deux faits, celui d'Alix et de Pacull, qui démontrent que cette coloration brunâtre de la peau n'existe pas toujours. D'autres faits prouvent également que la fluctuation n'est pas constante, que la tumeur peut avoir une surface égale, et qu'elle est fréquemment le siége de douleurs très-vives. On serait exposé à être grandement induit en erreur, si l'on s'en rapportait aux caractères donnés par le docteur Siebenhaar. Il me semble que le mode de développement de la tumeur devra être pris en grande considération. Le thrombus survient toujours subitement, tandis que l'inflammation met beaucoup plus de temps à s'établir.

Ces réflexions me paraissent applicables aux abcès des grandes lèvres ; les circonstances commémoratives, la marche que la tumeur a suivie dans son développement, pourront servir à faire toujours reconnaître un véritable abcès d'une inflammation et d'une suppuration occasionnées par la présence de sang épanché ou extravasé. Est-il nécessaire de donner, avec Kronauer et Siebenhaar, les caractères propres à faire distinguer les tumeurs sanguines des infiltrations séreuses des grandes lèvres? Je ne pense pas que l'on puisse jamais être embarrassé pour distinguer ces deux affections l'une de l'autre.

Quand le thrombus ne fait point saillie au dehors, qu'il a son siège dans le tissu cellulaire qui environne le vagin, le diagnostic présente de plus grandes difficultés, et je suis convaincu alors que le mal reste souvent ignoré. Le toucher seul peut le faire connaître, soit qu'on pratique cette opération pour rechercher la cause des vives douleurs que l'accouchée éprouve dans le bassin, du sentiment de pésanteur sur le fondement qui la tourmente, des efforts d'expulsion auxquels elle se livre, efforts occasionnés par la pression que la tumeur exerce sur l'anus, et qui étaient si violens chez la femme observée par Solayrès, chez celle dont le docteur Vingtrinier a publié l'histoire; soit

qu'on ait recours au toucher à l'occasion d'une
hémorrhagie interne de l'utérus, ou d'une hémorrhagie externe. L'écoulement du sang, en
effet, est quelquefois le seul phénomène apparent, ainsi qu'on le voit dans le fait rapporté
par Casaubon. La femme ayant succombé à une
hémorrhagie, ce médecin pratiqua l'opération
césarienne; fort étonné de trouver la matrice
dans l'état sain et le placenta adhérent partout,
il poursuivit ses recherches et il découvrit que
le sang s'était écoulé d'un thrombus qui avait son
siège au-dessus des parois du vagin. Ce thrombus avait été complètement ignoré; il l'eût été
également dans la circonstance suivante si la
sortie de l'arrière-faix n'avait présenté quelque
difficulté.

Une femme âgée de vingt-six ans, robuste,
était naturellement accouchée de son premier
enfant. Au bout d'une demi-heure, l'arrière-
faix résistant à de légères tractions exercées sur
le cordon ombilical, on introduisit un doigt
dans le vagin pour en faciliter la sortie. On découvrit, à deux pouces environ de profondeur,
sur le côté gauche de ce canal, une déchirure
longue d'un demi-pouce; le doigt put toucher
l'intestin rectum, et en le recourbant il pénétra
jusque dans la grande lèvre gauche : toutes ces

parties étaient tellement remplies de sang, que la lèvre était très-tendue et très-gonflée. Cependant l'accouchée ne souffrait en aucune manière, et quoiqu'elle eût perdu beaucoup de sang sa santé n'était pas altérée. On lui prescrivit de garder le repos le plus absolu pendant les jours suivans. Boer avait pensé à pratiquer une incision; mais comme, malgré toute attente, le bon état de la plaie et l'absence de fièvre permettaient de différer cette opération, on se borna à l'emploi des fomentations résolutives. Ces moyens simples suffirent, et à l'aide d'une nourriture légère, la plaie se rétrécit de telle sorte que la malade put sortir de l'hôpital parfaitement guérie, le seizième jour après son accouchement. (*Joerg*, *Versuche und Beytrage etc. Leipzig* 1806, page 232).

Il est bien rare que les tumeurs sanguines de la vulve soient accompagnées de si peu d'accidens, et je le répète, sans le besoin d'aider à la délivrance, on eut probablement méconnu la maladie. D'autres fois, c'est en pratiquant le toucher pour s'assurer de l'état de l'utérus chez des femmes qui éprouvaient des syncopes sans écoulement apparent de sang, que des thrombus ont été reconnus.

Madame Lachapelle raconte qu'une de ses

élèves, établie à Noisy-le-Sec, fut appelée le 17 août à sept heures du soir, près d'une femme pléthorique âgée de vingt-sept ans, et parvenue au terme de sa première grossesse. Cette femme avait constamment refusé la saignée, malgré les incommodités auxquelles elle avait été soumise. A la partie latérale gauche du vagin, on sentait quelques inégalités mollasses, assez saillantes et probablement variqueuses. La tête s'avançait dans la deuxième position ; le travail marchait régulièrement, et à dix heures du soir, l'accouchement était terminé.

Le 19 août matin, cette femme est prise d'une syncope. La sage-femme veut s'assurer de l'état de l'utérus, et elle sent entre les cuisses de l'accouchée une tumeur lisse, rénitente, violacée, de la grosseur à-peu-près de la tête d'un adulte, et formée par le développement de la grande lèvre gauche. Eloignée de toute personne de l'art, cette sage-femme se décida à faire à la tumeur une ouverture par laquelle elle put extraire une grande quantité de caillots noirâtres et fétides que contenait non-seulement la grande lèvre, mais encore le tissu cellulaire du bassin. Après cette opération, des injections répétées suffirent à la détersion du foyer, qui trois semaines après était totalement

8

cicatrisé , sans que la femme ait éprouvé d'autre accident qu'une légère fièvre bilieuse. (*Prat. des Accouch.* Tom. III , pag. 200).

La fétidité des caillots annonce qu'ils avaient déja subi un commencement de décomposition putride, que par conséquent il existait dans le vagin, sans doute, une ouverture qui avait permis l'accès de l'air. L'écoulement de sang qui aura suivi cette ouverture spontanée aura été peu considérable, et confondu avec les lochies.

Quel que soit le motif pour lequel on pratique le toucher, le doigt introduit dans le vagin trouve le canal obstrué plus ou moins complètement par une tumeur qui en change la direction. Cette tumeur , ordinairement dure vers sa circonférence , fluctuante à son centre , insensible à la pression , est située le plus ordinairement sur les parties latérales, quelquefois en arrière , bien plus rarement en avant. Tantôt elle est circonscrite; plus souvent on ne lui trouve pas de limites, et elle peut s'étendre très-loin dans le tissu cellulaire environnant, jusqu'autour des reins , et dans le mésentère, ainsi que cela a eu lieu dans trois faits observés par Baudelocque , Boer et Chaussier.

Lorsque le thrombus survient pendant le

travail de l'enfantement, il faut prendre garde, dit le docteur Legouais, de le confondre avec quelque partie du fœtus. Je n'ai pas connaissance que cette erreur ait été commise par des personnes de l'art, non plus que celle dont parle le docteur Dewees, qui assure cependant qu'on a pris quelquefois les tumeurs sanguines du vagin pour la poche des eaux. La plus légère attention suffira pour éviter ces deux méprises.

Après la délivrance ces tumeurs ont été prises pour l'utérus renversé. Voici un exemple curieux d'une pareille erreur ; le fait a été observé par Coutouly, et consigné dans ses Mémoires, page 140.

Le 7 octobre 1786, je fus mandé à cinq heures du soir, dit-il, pour voir une dame accouchée deux heures auparavant. Le travail avait duré quatorze ou quinze heures ; l'enfant était d'un volume considérable. Immédiatement après l'accouchement, cette dame avait ressenti à la partie interne de la cuisse gauche, une douleur qui, suivant ses expressions, ressemblait à des milliers d'épingles qui l'auraient piquée. La sage-femme l'ayant touchée, reconnut une tumeur qu'elle prit pour un renversement de la matrice. Je fus appelé après qu'elle

8..

eut essayé inutilement la réduction de ce pré-
tendu renversement. Le toucher me fit reconnaître dans le côté gauche du vagin une tumeur qui ne m'empêcha cependant pas de
parvenir jusqu'à l'orifice de la matrice et de
m'assurer que cet organe n'était pas renversé.
Je découvris la malade afin de mieux reconnaître la nature de cette tumeur qui était du
volume d'un très-gros œuf. J'écartai les grandes
lèvres ; la droite était déchirée à sa partie inférieure dans la longueur de sept à huit lignes.
Je conseillai l'application de compresses trempées dans du vin tiéde, et renouvellées très-
souvent. Comme la malade demeurait dans la
maison de M. Lesne, un de mes collègues, je
le priai de vouloir bien joindre son avis au
mien. Deux heures après ma première visite,
j'examinai avec lui la tumeur qui, dans ce
court espace de temps, avait acquis le double
de son volume. Nous reconnûmes qu'elle était
sanguine ; elle débordait la vulve et s'étendait
extérieurement jusqu'à la partie interne de la
cuisse, en se prolongeant inférieurement vers
le périnée et supérieurement vers le pubis.
Nous conseillâmes de faire dans la vulve des
injections avec la décoction de quinquina animée d'eau-de-vie, et d'appliquer extérieure-

ment des compresses trempées dans la même
liqueur. Le lendemain matin, la tumeur était
une fois plus grosse que la veille ; elle se prolongeait inférieurement jusqu'à la tubérosité
de l'ischion et supérieurement au-dessus du
pubis ; elle était d'une couleur livide, couverte
de phlyctènes, et elle exhalait une odeur très-
fétide ; la malade, qui avait passé une nuit
très-orageuse, n'avait point uriné depuis
qu'elle était accouchée. La compression qu'exerçait la tumeur sur le canal de l'urèthre, rete-
nait l'urine dans la vessie et s'opposa à l'introduction de la sonde. Nous nous décidâmes à
ouvrir la tumeur dans le lieu le plus déclive,
ce que je fis par une incision d'environ deux
pouces de long, et assez profonde pour arriver
jusqu'au foyer. Il sortit aussitôt beaucoup de
sang liquide, et je retirai avec mes doigts une
quantité de caillots assez grande pour en remplir une jatte de moyenne grandeur. Je fis ensuite des injections d'eau tiède pour entraîner
le reste des caillots au-dehors. L'introduction
de la sonde, tentée pour la seconde fois, fut
encore impossible. Des injections de quinquina
furent faites dans le vagin et dans le foyer de la
tumeur, qui s'affaissa peu à peu par le dégorgement. La malade urina assez librement pour

la première fois, environ trente heures après
son accouchement. Les injections anti-putrides
furent continuées. Pour faciliter la sortie des
caillots, je fis de légères pressions tant extérieurement que du côté du vagin. Je rencon-
trai dans ce canal une ouverture formée par la
chute d'une escharre ; je pénétrai par cette ouverture dans le foyer, et introduisant en même
temps deux doigts dans la plaie, je retirai encore beaucoup de sang coagulé. De fréquentes
injections de quinquina corrigèrent la fétidité
et arrêtèrent les progrès de la gangrène ; enfin
la tumeur s'affaissa peu à peu, et au bout
d'environ trois semaines, la malade fut parfaitement guérie.

Cette observation est remarquable sous plusieurs rapports. Elle présente une tumeur qui,
développée d'abord dans le vagin, se porta ensuite au dehors. Ce fut avant qu'elle ne devint
apparente à l'extérieur que l'erreur de diagnostic fut commise par la sage-femme qui avait
présidé à l'accouchement. Si Coutouly reconnut de suite qu'il n'y avait pas renversement
de l'utérus, il ne sut pas d'abord quelle était
la nature de la tumeur qu'il touchait, ce qui
démontre que le diagnostic n'en est pas toujours facile. L'accroissement de la tumeur peu-

dant plus de douze heures est encore une circonstance digne de remarque ; il en est de
même de l'impossibilité où l'on fut de faire
parvenir une sonde dans la vessie ; enfin je no-
terai la formation d'une escharre malgré l'incision de la tumeur ; le vagin avait été tellement distendu et aminci dans un de ses points
qu'il a dû tomber en gangrène en cet endroit.

Le toucher empêchera toujours de confondre
les thrombus du vagin avec le renversement
de la matrice. En introduisant le doigt profondément, comme l'a fait Coutouly, on
trouvera l'orifice de l'utérus parfaitement
libre. Dé plus, en appliquant la main sur l'hypogastre, on découvrira aisément le fond de la
matrice qui n'a éprouvé aucun déplacement.

Il serait plus facile de confondre les tumeurs
sanguines du vagin avec des hernies vaginales
formées, soit par l'intestin ou l'épiploon, soit
par la vessie. Mais ces hernies présentent des
tumeurs molles, sans fluctuation, facilement
réductibles ; car on ne conçoit guère la possibilité de leur étranglement. Elles diffèrent beaucoup des thrombus, comme l'on voit. Les signes propres à la hernie de vessie et qui se
tirent principalement des phénomènes qui résultent de l'accumulation et de l'excrétion de

l'urine, seront très-faciles à apprécier et n'appartiennent à aucune autre tumeur.

Ph. Peu a observé un thrombus vaginal, qu'on aurait pu prendre, dit-il, pour une chute de l'intestin ou de la matrice. Voici le fait extrait textuellement de sa Pratique des accouchemens, page 530.

« Il survint à la femme d'un brodeur, ensuite d'une couche où ses vidanges avaient été retenues, une tumeur environ de la grosseur d'une moitié de vessie de porc, située dans le vagin, dont elle occupait toute la partie postérieure, ou pour mieux dire dans la duplicature de cette substance membraneuse qui lui sert de septum medium, qui le sépare du rectum. Sa partie la plus étroite était vers le haut entre la matrice et le rectum, et sa partie déclive à l'extrémité du col tenait presque toute la circonférence interne de son orifice externe. Elle était douce et unie au doigt et à l'œil, de couleur livide, tendante à noirceur, à cause du sang noir et brûlé qui paraissait à travers de la tunique où il était renfermé. Faute de l'examiner, on l'aurait pu prendre pour une chute de l'intestin ou du col même de la matrice. Mais outre que les signes propres de ces deux derniers accidens ne s'y rencontraient pas, ce qui me mit entièrement hors de doute, fut qu'ayant passé les doigts fort avant du côté antérieur de cette tumeur, je trouvai l'orifice interne refermé et dans son état naturel. Ainsi assuré que c'était un abcès, je l'ouvris en présence de M. Bienaise, l'un de mes anciens confrères, et étant entré là dedans comme dans une besace, j'ôtai plein un grand plat de matière qui ne faisait qu'une partie du tout, et remis l'autre au lendemain. Je lui fis de bonnes lotions avec le vin aromatique dans les deux premiers jours, puis d'autres vulnéraires et détersives selon les degrés, sans me servir de tampon sinon à l'endroit de l'ouverture seulement, que je diminuai de jour en jour. La plaie fut refermée et parfaitement guérie en trois semaines. »

Dans ce fait l'erreur de diagnostic n'a pas été commise, mais elle aurait pu l'être suivant Peu. Ce praticien dit avoir eu affaire à un abcès, et en conséquence on voudra peut-être ne voir là rien de commun avec les thrombus ; mais le volume de la tumeur, sa situation, sa couleur brune me portent à penser que la suppuration a été consécutive à un épanchement sanguin ; et peut-être la rétention des lochies signalée dans l'observation, était-elle occasionnée par l'obstruction du vagin due au volume du thrombus. Malheureusement ce fait manque de détails relativement à la formation et au développement de la tumeur. Tout ce qui a précédé la suppuration est omis.

Il me reste à parler des tumeurs qui peuvent faire saillie dans le vagin, soit qu'elles aient pris naissance à la partie interne de ce canal ou de l'utérus, dans le tissu cellulaire du bassin, soit qu'elles reconnaissent pour cause un état morbide de l'ovaire ou même un calcul vésical. Les circonstances commémoratives seront du plus grand secours pour éclairer le diagnostic. La forme, la consistance, la situation de la tumeur, sa sensibilité à la pression, son accroissement, devront aussi être pris en grande considération, de même que sa couleur lorsqu'on pourra l'apercevoir. A l'égard d'un calcul vésical, il faut se rappeler que le thrombus vaginal a bien rarement son siége dans la paroi antérieure du canal. Le cathétérisme, d'ailleurs, levera toute espèce de doute.

Je terminerai ce qui est relatif au diagnostic des tumeurs sanguines de la vulve et du vagin, en disant que les erreurs commises l'ont été à une époque où ces tumeurs n'étaient pas connues, et par des personnes qui n'avaient rien lu sur ce sujet, et qui n'avaient jamais observé rien de semblable, qui n'en avaient jamais entendu parler. Aujourd'hui que l'attention a été particulièrement fixée sur cette espèce de thrombus, l'erreur est moins facile, elle serait aussi beaucoup moins excusable.

Prognostic.

Les tumeurs sanguines de la vulve et du vagin sont toujours un accident très-grave. Sur environ soixante faits de ce genre consignés dans les auteurs ou parvenus à ma connaissance, vingt-deux fois la mort de la femme a eu lieu, soit pendant la grossesse, soit pendant et après le travail de l'enfantement. Je dois dire que, dans quelques observations, l'issue de la maladie n'étant pas indiquée, je l'ai regardé comme heureuse ; de manière que le chiffre de la mortalité pourrait bien n'être pas assez élevé. C'est l'hémorrhagie extérieure qui a fait succomber les femmes dans la plupart des cas ; et lorsque l'enfant n'était pas né, il a toujours péri avec sa mère. Une seule fois, il fut extrait vivant par l'opération césarienne ; mais il ne vécut qu'une demi-heure. Il n'avait à la vérité que sept mois. (*Casaubon.*)

Lorsque la mort ne survient pas en peu de

temps par la perte du sang, elle peut être occasionnée plus tard par la gangrène, une suppuration, excessive de mauvaise nature, due à la décomposition putride des caillots, la résorption de la matière purulente, et peut-être l'inflammation qui se propage aux parties voisines. Nous avons trouvé, dit le docteur Legouais, un épanchement sanguin fort étendu dans tout le côté gauche du bassin d'une femme morte en couches à l'hospice de la Maternité. Nous ne pouvons cependant déterminer quelle influence cette circonstance a eue sur la mort de cette femme, qui, d'ailleurs, avait succombé avec tous les symptômes d'une inflammation abdominale.

Dans les cas les plus heureux, les thrombus de la vulve et du vagin déterminent fréquemment des douleurs très-violentes, dépendantes du gonflement, de la distension des parties, nécessitent souvent des incisions, et exigent toujours des pansemens plus ou moins désagréables. Ils donnent lieu à des suites de couches toujours plus longues. L'exemple suivant confirmera ces assertions.

« La femme P.***, détenue en la maison de justice de Rouen, a été prise de mal d'enfant le 7 avril 1828, à dix heures du matin. A une

heure de relevée, elle était délivrée naturellement. Peu après, de fortes coliques sont sur-
venues ; la malade n'en fut pas surprise, parce
que, dans ses couches précédentes, elle en
avait eu de pareilles. Deux ou trois heures plus
tard, ces douleurs devinrent expulsives, et
cependant elles n'amenèrent aucun caillot ; la
matrice était d'ailleurs contractée.

« Pendant un effort d'expulsion, douze heures
après l'accouchement, la malade ressentit une
douleur dans le côté gauche de la vulve ; cette
douleur, différente des autres, augmenta, et
la malade pria l'infirmière de s'assurer si elle
ne verrait pas du gonflement. En effet, cette
dernière aperçut une tumeur de la grosseur
d'un œuf. Pendant trois heures, la tumeur
augmenta de volume ; elle avait alors la forme
et le volume de la tête d'un fœtus à terme. La
malade n'avait plus de douleurs expulsives.

« Appelé à quatre heures du matin, dit le
docteur Vingtrinier, j'examinai les parties génitales, et je vis une tumeur lisse, violacée,
développée dans la grande lèvre du côté gauche ; la peau du périnée et du pourtour de
l'anus participait à sa couleur ; partout il y
avait une sensibilité assez vive. Il était facile
de voir qu'il y avait eu rupture de quelque

veine et extravasation du sang dans la grande lèvre du côté gauche, dont le tissu très-extensible avait prêté considérablement. *Il n'était pas difficile de prévoir les suites immédiates et futures de cet accident*, et les indications à remplir.

« La tumeur comprimait le vagin, arrêtait l'écoulement des lochies, des caillots restaient engagés dans le vagin; ceux-ci pouvaient arrêter le sang dans la matrice elle-même, et produire une hémorrhagie interne; je m'empressai donc de vider le vagin des caillots qu'il renfermait, au moyen d'injections d'eau de guimauve, qu'on réitéra exactement d'heure en heure pendant la matinée.

« La tumeur était douloureuse; il n'y avait conséquemment, dans le premier moment, que des fomentations émollientes à appliquer sur elle.

« La troisième indication était de vider cette espèce de poche, puisque l'épanchement semblait être arrêté par la stase du sang. Cependant, je ne voulus pas le faire de suite dans la crainte de voir l'hémorrhagie renaître, et d'éprouver des difficultés à l'arrêter. J'attendis donc quarante-huit heures pour remplir cette indication. Alors une incision de quatre pouces fut faite d'avant en arrière sur la tumeur, qui était déjà affaissée et à peine douloureuse. Les caillots qu'elle renfermait furent enlevés ; mais comme ils étaient isolés dans les mailles du tissu cellulaire, on n'y parvint qu'à l'aide des injections, qui ont été continuées pendant plusieurs jours.

« Les suites de cet accident furent courtes et heureuses. Cependant, le tissu, qui avait subi une si grande extension, tomba en partie en gangrène ; des escharres se détachèrent. Ce travail naturel indiquait l'usage des lotions aromatiques et quelques toniques. L'emploi de ces moyens favorisa la suppuration et la cicatrisation de la plaie, qui fut complète le vingtième jour. (*Revue Médicale*, septembre 1828, p 397.) »

Quoique l'événement ait justifié le prognostic, il est permis de croire que M. Vingtrinier se serait prononcé d'une manière moins absolue s'il avait eu connaissance de tous les faits de thrombus observés jusqu'à lui : et ce n'est pas sans raison que le docteur Meissner a écrit que, à la suite de ces thrombus, il se développe, avec une facilité et une promptitude extraordinaires, des inflammations dans les organes que contient le bassin. La disparition des douleurs, l'affaissement de la tumeur avant l'incision, me portent à penser que déjà il s'était fait une ouverture dans le vagin, ce qui a permis de différer cette incision sans inconvéniens pendant quarante-huit heures.

Le danger des tumeurs qui nous occupent doit varier suivant le siége et l'étendue de l'épanchement. Les thrombus du vagin sont toujours plus fâcheux que ceux des grandes lèvres. *Cæterum itidem pejora erunt præsagienda, ubi thrombus vastiùs patet et supra pelvis cavum altius ascendens, viscera abdominalia ad varios morbos lacessit.* Plus loin, le docteur Siebenhaar ajoute : *Præterea, loci affecti ratione habita, ægrota minus periclitatur ubi tumor latera occupat, quam ubi à tergo scissura exorta est, quia non solum commodius tum evitari potest quin lochia per foramen exortum intrantia, caveam commaculent sed etiam major sanguini contento datur sponte sua profluendi opportunitas.* (*Ouvr. cité*, page 3o et 3i.) Si la première assertion de l'auteur est de toute vérité, je ne sais jusqu'à quel point la seconde est fondée. Ses craintes, relativement à l'entrée des lochies dans la plaie, ne me paraissent pas bien importantes, et une contre-ouverture, dans tous les cas, rendrait facile l'écoulement des matières.

Je dois dire, en terminant ce qui est relatif au prognostic, que, dans plusieurs des cas qui ont amené la mort, on n'a point administré aux malades les secours convenables.

Traitement préservatif.

Les tumeurs sanguines de la vulve et du vagin survenant le plus souvent brusquement, sans que rien en ait fait soupçonner l'imminence, il sera presque toujours difficile, sinon impossible, de les prévenir. La femme qui fait le sujet de l'observation du docteur Massot était très-sanguine, et ne voulut jamais consentir à se laisser saigner. Cette circonstance a-t-elle beaucoup contribué à l'accident qu'elle éprouva? La chose est douteuse. Tous les jours on voit des femmes très-sanguines refuser de se soumettre à la saignée, et cependant accoucher sans thrombus. Si cependant on était instruit de l'existence de varices aux parties de la génération, il serait prudent d'avoir recours à la saignée. En diminuant la masse du sang on rendrait moins à craindre l'augmentation de volume, et par conséquent la rupture de ces varices. Peu en a donné le conseil. « Comme les femmes d'un tempérament sanguin, ou dans qui la colère domine, sont plus sujettes, dit-il, aux varices que les autres, il faudra dans leurs grossesses ne les point épargner, c'est-à-dire leur faire de fréquentes saignées, et y joindre quelques légères purgations pour éviter une trop grande plénitude. (Page 612.) »

Lorsque, pendant le travail de l'enfantement, on découvre des veines variqueuses sur les grandes lèvres ou dans le vagin, il est convenable de soutenir ces varices, pendant la douleur, avec les doigts. C'est le conseil qu'avait encore donné Peu dans le fait suivant, où malheureusement on ne fit pas ce qu'il avait si judicieusement ordonné.

« Voici, dit-il, ce qui arriva à une boulangère du faubourg Saint-Denis, dont le trépas n'est pas moins digne de récit que de pitié. Cette pauvre femme devint enceinte d'un enfant fort gros et fort puissant, dont la tête séjourna long-temps au couronnement, les eaux écoulées. Ce long séjour obligea enfin la sage-femme à m'envoyer quérir. J'avais déjà secouru la malade dans un pénible accouchement, où je la délivrai de deux enfans. Mais dans cet autre fâcheux accident, je ne pus que donner mon avis, qui fut de prendre patience et de ne rien forcer, d'autant que je trouvai les veines et les artères du col de la matrice

dilatées, qui formaient une espèce de bourrelet autour et au dehors de la tête de l'enfant,
de crainte que, par cette violence, l'aboutisse-
ment de ces vaisseaux variqueux ne vînt à se
rompre, et que cette rupture ne fût suivie
d'une mort subite, sans espérance d'aucun secours. Je donnai ordre en même temps de les
soutenir avec la main pour empêcher ce symptôme dans les temps de la douleur, y tenant
des linges trempés dans le vin chaud. Mais, soit
qu'on n'observât pas exactement ce que j'avais
prescrit, soit que la douleur y mît empêche-
ment, il est trop certain que, au premier effort, cette espèce de bourrelet dont j'ai parlé
creva au-dessus de la vulve, proche le méat
urinaire, et qu'aussitôt le sang sortit d'une telle
impétuosité et avec tant de force, qu'à peine
la malade eût-elle le temps d'élever son esprit
à Dieu. Pour moi, qui ne fus pas sitôt rentré
dans mon logis qu'il me fallut retourner sur
mes pas, j'avoue que je fus extrêmement surpris de voir cette pauvre femme toute plongée
dans son sang, et son enfant encore au même
endroit où je l'avais laissé. (Page 610.) »

Dans un cas pareil ou dans des circonstances
analogues, il ne faudrait pas aujourd'hui se
borner aux conseils d'ailleurs fort judicieux

donnés par Peu , et auxquels Siebold a ajouté
la position horizontale de la femme, parce que,
dit-il, la position verticale porterait trop de sang
aux parties inférieures : il me semble que l'ouverture par la lancette de l'une des veines variqueuses pourrait être très-avantageuse. On
déterminerait à la vérité un écoulement de
sang qui peut-être n'aurait pas eu lieu ; mais
cet écoulement serait de peu d'importance ,
et il serait toujours facile de s'en rendre maître. Il en résulterait un dégorgement des veines , une détumeseence des parties qui rendraient leur déchirure bien moins a craindre
au moment du passage de l'enfant. Je sais bien
que cette déchirure produirait le même effet ;
mais elle peut n'intéresser que les vaisseaux ,
d'où résultera un thrombus ; ou bien elle peut
en même temps comprendre largement la
membrane muqueuse ; car il est impossible
de savoir d'avance où elle s'arrêtera. On sera
exposé alors à une hémorrhagie d'autant plus
difficile à suspendre , qu'il y aura un plus
grand nombre de vaisseaux lésés. Il me paraît
donc très-important de prévenir cette déchirure. Si la nature agissait toujours aussi sagement que dans l'observation suivante , on
pourrait demeurer spectateur tranquille ; mais

malheureusement il n'en est pas toujours ainsi; et ce qu'elle a fait va nous montrer ce que l'art doit faire.

Une femme, d'une constitution molle et lymphatique, déjà mère de deux enfans, avait le long des cuisses et des jambes, aux grandes lèvres et dans le vagin, une grande quantité de varices, dont l'une, située dans le vagin, était surtout d'un volume très-remarquable. Le travail de l'enfantement se déclara au terme de sa troisième grossesse, et suivit d'abord une marche régulière; la tête s'engageait peu à peu dans l'excavation pelvienne; mais la varice du vagin augmenta de plus en plus de volume, finit par se rompre et par déterminer une hémorrhagie très-abondante. Ce fut en vain qu'on employa le tampon, et qu'on espéra de l'avantage des progrès du travail qui faisait avancer la tête. La persistance de l'hémorrhagie, la débilité croissante de la femme et la cessation des contractions de l'utérus obligèrent de recourir à l'usage du forceps. Au moyen de cet instrument, l'enfant fut extrait vivant et sans difficulté. L'hémorrhagie, qui avait persisté jusque-là, fut arrêtée sans retour par le tamponnement, et les suites de couches furent très-heureuses. (D'Outrepont, *Mémoires*.

et matériaux concernant l'art des accouchemens,
tom. I.er, pag. 202.)

On concevra aisément que si la rupture, au lieu de comprendre le vaisseau et la paroi du vagin, avait épargné cette dernière, on aurait vu survenir un thrombus d'autant plus considérable que l'hémorrhagie a été plus opiniâtre. Et certes, tout le monde conviendra, je pense, que les inconvéniens de l'hémorrhagie extérieure ont été bien moins graves que ceux d'un thrombus, puisque, dans ce dernier cas, outre l'affaiblissement des forces de la femme, on aurait eu une tumeur qui aurait gêné plus ou moins le passage de l'enfant, et des désordres très-étendus dans le tissu cellulaire du bassin. Dans des circonstances semblables, ne craignons pas d'imiter la nature, d'ouvrir une varice pour faciliter le dégorgement des vaisseaux, éviter par conséquent des accidens plus fâcheux.

L'observation de d'Outrepont fait voir la nécessité de terminer immédiatement l'accouchement dès que les vaisseaux seront dégorgés. En agissant différemment, en voulant le confier à la nature, on s'exposerait à une hémorrhagie que la pression de la tête de l'enfant et les efforts de la femme rendraient très-difficile à arrêter :

en supposant qu'on réussît à suspendre l'écoulement du sang, les vaisseaux pourraient se remplir de nouveau et se rompre ; on perdrait par conséquent le fruit de ce que l'on aurait fait. Est-il besoin de dire qu'on ne doit terminer l'accouchement que dans les cas où la dilatation de l'orifice de l'utérus est suffisante. Si cette dilatation n'était pas assez avancée, il faudrait temporiser, faire coucher la femme, lui recommander de s'abstenir, autant que possible, de tout mouvement, surtout de ne se livrer à aucun effort, en même temps qu'avec le doigt ou un tampon on suspendrait l'écoulement du sang, qu'on aurait soin toutefois de permettre de temps en temps, si l'on s'apercevait que les vaisseaux se distendissent, s'engorgeassent de nouveau.

Traitement curatif.

Les observateurs ne sont pas d'accord sur la conduite que l'on doit tenir dans le traitement des tumeurs sanguines de la vulve et du vagin. Les uns, Hunter, Casaubon, veulent qu'en toutes circonstances on tente la résolution de ces tumeurs, qu'on ne se décide à les ouvrir qu'à la dernière extrémité. D'autres, en plus grand nombre, donnent au contraire le conseil de les ouvrir sur-le-champ, et parmi ces derniers il en est qui recommandent de faire sortir autant que possible tout le sang liquide ou coagulé, d'autres qui prescrivent d'abandonner son expulsion à la nature.

Nous allons voir que suivant certaines circonstances on doit tantôt avoir recours aux remèdes résolutifs, tantôt ouvrir immédiatement la tumeur, et la débarrasser des caillots qu'elle renferme.

Lorsque l'épanchement est peu considérable, que la peau et la membrane muqueuse ne sont pas très-distendues, très-amincies; si la fluctuation est obscure, que les progrès du thrombus soient arrêtés, on doit en tenter la résolution; l'abondance du tissu cellulaire environnant, et par conséquent de vaisseaux absorbans nombreux, donnent un espoir fondé de l'obtenir.

Sanguine interea non immodice prolabente, dit Boer, *et ecchymoseos more suffuso, natura cum maxime per industriam adjuta, aliquandiu moliri resolutionem valet. Id vero ab experientia asserere de illis modo tumoribus possum, quæ infimam præcipuè vaginam occupant, seu alterutrum labium modo*, (pag. 325). Plus bas, Boer cite l'exemple suivant de la résolution d'un thrombus vulvaire.

In ægrarum una ex vena in internis vaginæ non procul ab illius orificio rupta, tantum san- guinis in vaginam et dextrum labium influxerat, ut tumor magnitudine infantis caput, scirrhum duritia æquaret, illæsa cute.

Morbus primum fomento discutiente tractatus : neque tamen præter suppurationem nisi quod tu- morem maximam partem forte gangræna subiret, quidquam sperabatur, verum citra omnem expecta- tionem, inter quatuordecim dies, sine ullo incom- modo sequuta resolutio erat. (Page 326).

J'ai déja rapporté d'après le docteur Audi- bert un exemple de terminaison par résolution, et j'ai eu occasion d'en observer un autre.

Une dame, âgée de vingt-un ans, d'une constitution molle et lymphatique, était heu- reusement parvenue au terme de sa première grossesse, lorsque, le 14 juillet 1816, à deux heures du matin, elle fut éveillée par les dou- leurs de l'enfantement. Ces douleurs continuè- rent pendant toute la journée, et, à neuf heu- res du soir, l'accouchement se termina natu- rellement; l'enfant était fort et bien portant : la délivrance eut lieu spontanément au bout de huit à dix minutes.

L'accouchée était très-fatiguée, fort dis- posée à dormir; cependant elle n'eut qu'un sommeil interrompu par des douleurs qui avaient leur siége dans le bas des reins. Le lendemain, vers deux heures après midi, je trouvai cette dame dans un état satisfaisant; les lochies étaient abondantes, sans caillots; le pouls et l'abdomen ne présentaient rien de particulier; la nuit fut meilleure; les douleurs dans le bas des reins étaient toujours aussi fortes et aussi fréquentes; elles n'éprouvèrent un peu de diminution que dans le courant du troisième jour, pendant que la sécrétion laiteuse se fit : le quatrième jour, en questionnant la malade à l'occasion des douleurs dont l'existence n'est point ordinaire à cette époque, j'appris qu'elles étaient augmentées par les mouvemens qu'elle faisait pour changer de position, surtout lorsqu'elle fléchissait les cuisses sur le bassin, ou qu'elle cherchait à soulever le siége, qu'elle ne pouvait rester couchée sur le côté gauche, qu'elle éprouvait constamment de la pesanteur sur le fondement. La garde m'assura qu'il n'y avait pas de gonflement aux parties externes de la génération ni au pourtour de l'anus. L'accouchée se refusant à toute espèce d'examen, je pensai que peut-être les douleurs étaient occasionnées par une accumulation de matières fécales dans le rectum. Je prescrivis un lavement qui procura une selle copieuse , sans amener de soulagement. Les accidens étant toujours les mêmes, la malade se décida le 6.ᵉ jour à me laisser pratiquer le toucher. Je reconnus qu'il existait à la partie postérieure et latérale gauche de l'excavation pelvienne une tumeur du volume d'un œuf de poule , qui se dirigeait de la partie inférieure du vagin vers le trou sciatique. Sa plus grande largeur, d'environ dix-huit lignes , se trouvait contre le périnée ; sa longueur était de deux pouces ; elle était partout dure, résistante , peu douloureuse lorsqu'on la comprimait seulement du côté du vagin ; elle le devenait beaucoup plus lorsque cette pression était exercée en même temps par un doigt introduit dans ce canal , et d'autres doigts appliqués à l'extérieur. La peau de la fesse , vers le pli qui la sépare de la cuisse , était ecchymosée , avait une teinte violette. Je ne sentis de fluctuation en aucun endroit. Certain que la tumeur était formée par du sang infiltré, extravasé dans le tissu cellulaire, ne voyant aucune apparence d'accidens inflammatoires , j'espérai qu'elle se terminerait par résolution. Je fis continuer la position horizontale, recommandant à la malade de faire le moins de mouvemens possible ; on fit plusieurs

fois par jour des injections émollientes dans
le vagin et des fomentations sur la fesse avec
l'eau végéto-minérale animée d'alcohol camphré. Le ventre fut maintenu libre à l'aide de
lavemens. Le dixième jour, la pesanteur sur
le fondement et les douleurs avaient beaucoup
diminué; la malade ne souffrait que quand
elle voulait changer de place dans son lit. Le
quinzième jour, je pus de nouveau pratiquer
le toucher; je reconnus que la tumeur avait
diminué de plus de moitié; elle n'existait plus
qu'à la partie inférieure et latérale gauche du
bassin, n'était pas douloureuse. Les mouvemens que la malade exécutait étaient accom-
pagnés de gêne plutôt que de douleur. Les
mêmes moyens furent continués, à l'exception
des fomentations, que l'on remplaça par le
baume Opodeldoch. Le vingt-deuxième jour,
la malade put faire quelques pas sans souffrir;
mais un peu de malaise, joint à un léger engourdissement qui de la fesse se prolongeait
dans la direction du nerf sciatique, me déter-
minèrent à lui faire garder le repos et continuer l'usage du baume Opodeldoch. Le vingt-
huitième jour, l'engourdissement avait disparu, et au bout de cinq semaines le rétablissement était complet.

Ce fait peut donner lieu à plusieurs remar-
ques. La tumeur est survenue après la délivrance ; il n'en existait aucune trace lorsque je
pratiquai le toucher après la sortie du placenta
pour m'assurer de l'état de la matrice. Elle a
été méconnue pendant plusieurs jours, les
douleurs auxquelles elle a donné lieu n'étant
pas assez fortes pour déterminer une réaction
fébrile, nécessiter des moyens particuliers, res-
semblant d'ailleurs beaucoup aux douleurs
qui, très-fréquentes chez les femmes qui ont
eu plusieurs enfans, ne sont pas très-rares à la
suite d'un premier accouchement. Le volume
de la tumeur, et par conséquent la distension
des parties voisines, n'étaient pas assez considérables pour faire naître ces douleurs atroces
dont plusieurs observateurs ont fait mention.
Dès que j'eus pratiqué le toucher, je n'eus pas
un instant de doute sur la nature de la maladie : la dureté et la rénitence me donnèrent
la certitude que le sang était infiltré et non
épanché, réuni en foyer. Le peu de sensibilité
me prouva qu'il n'y avait pas d'inflammation ;
la couleur de la fesse m'indiqua que le sang
s'était répandu au loin dans les parties voisines. Toutes ces circonstances étaient bien
propres à me faire espérer la résolution. Ma

conduite était toute tracée : je devais seconder la tendance de la nature ; et l'événement a prouvé que je n'avais pas eu tort de compter sur sa puissance. Si les choses eussent tourné différemment, si des accidens inflammatoires se fussent manifestés, il aurait toujours été temps de donner issue au liquide épanché.

On voit que la résolution des tumeurs sanguines de la vulve et du vagin est quelquefois possible ; et je le répète, on devra la tenter toutes les fois qu'elles seront peu volumineuses, qu'elles présenteront une dureté très-grande, qu'on n'y sentira point de fluctuation, ou tout au moins que la fluctuation sera très-obscure. La dureté du thrombus, l'absence de la fluctuation indiquent que le sang est extravasé, qu'il n'est pas ramassé en foyer, que par conséquent le tissu cellulaire a plutôt éprouvé une distension qu'une dilacération : je dois dire cependant que si, malgré ces circonstances favorables, il y avait des douleurs très-violentes, il faudrait renoncer à tenter la résolution ; on devrait alors évacuer le liquide épanché, seul moyen pour faire cesser ces douleurs ; comme elles dépendent entièrement de la distension des parties, il arrivera rarement qu'elles soient violentes quand la tumeur sera peu volumineuse.

Une autre considération à laquelle il faudra avoir égard, c'est l'état dans lequel se trouve la femme. Si elle est enceinte ou accouchée, rien ne s'opposera à ce que l'on tente la résolution; mais si elle est en proie aux douleurs de l'enfantement, on aura à craindre que le passage de l'enfant n'exerce sur la tumeur une compression telle que la contusion qui en résultera, ne soit nécessairement suivie de gangrène. Je ne pense pas que l'on doive s'exposer à un pareil accident.

Les moyens propres à favoriser la résolution sont les mêmes que dans tout autre épanchement de sang; il n'y en a pas de spécial pour celui qui nous occupe; ainsi je n'entrerai dans aucun détail à leur égard. *Mirum enim, quantum celebrata vis naturæ medicatrix, ad corpus contra injurias rerum alienarum muniendum interdum faciat. Maxima ex parte quidquam insuper adhibeatur vix necesse erit.* (Siebenhaar, pag. 33).

Je dirai cependant que la saignée est un des moyens les plus capables de favoriser la résorption du sang épanché; et si la femme n'est point trop affaiblie, il sera avantageux d'y avoir recours.

Il s'en faut de beaucoup que les circonstances favorables à la résolution dont je viens de

parler existent toujours. Le plus ordinairement, le sang, après avoir rompu un grand
nombre de cellules, est ramassé en un foyer
qui, vu le peu de résistance des parties, devient bientôt très-considérable : la peau, les
membranes du vagin, sont amincies à un
point tel, qu'elles laissent facilement apercevoir la couleur du liquide épanché, et que
leur mortification devient inévitable. Envain
tenterait-on la résolution en pareille circonstance : bientôt, au milieu de souffrances af-
freuses, malgré tous les moyens que l'on pourrait mettre en usage, les parties trop distendues se déchireraient, ou la gangrène, s'em-
parant des points les plus amincis, viendrait
faire des ravages que l'on eût prévenus par une
incision sagement pratiquée. Les observations
de Hunter, Macbride, Reeve, etc., fournissent des exemples de semblables déchirures ou
gangrène. Les principaux avantages d'une incision en pareille circonstance, sont de hâter
l'ouverture devenue inévitable d'un foyer sanguin, de faire cesser à l'instant même des
douleurs très-vives, et qui peuvent se pro-
longer pendant plusieurs jours. *Indicatio
prima erit therapeutica, sublatio tumoris ipsius;
ad quam peragendam, incisionem convenienti*

instrumento consulimus, quod optimum hac in re lanceolam esse censemus; ita enim non tantum morbus totus momento quasi citius tollitur, sed et juxta axioma, causa sublata tollitur et effectus, cessant omnia cum diris cruciatibus stipata symptomata, quæ sub definitione tumoris recensuimus, una quoque vice tantum obtinetur, quantum nec pluribus per longum temporis intervallum usurpatis decoctis emollientibus, cataplasmatibus et quibus non aliis effici potest, longa quippe a fundo ad superiora versus directa incisione omnis subito evacuatur sanguis, tensio cessat, relaxantur partes, vasa imprimis ab utroque latere in ambitu compressa, denuo sanguini circulum liberiorem concedunt, unde mitigatur dolor punctorius, lancinans, quod reliquum est massæ hujus tumoris sanguinei-grumosi per digitos vel indice vel medio, vel pro ratione circumstantiarum unico solo melius quam alio instrumento expurgatur. (Kronauer, *Dissert. inaug.*, p. 18.)

Aux faits déjà consignés dans ce mémoire, et qui démontrent les avantages d'une prompte incision, je joindrai le suivant.

J'accouchai de son second enfant, dit le docteur Blagden, une femme de mon voisinage, dont le travail n'offrit rien de remar-

quable, si ce n'est un état de malaise qu'elle
ne pouvait définir, et qui avait son siége dans
le côté droit. Le placenta fut expulsé avec facilité; une demi-heure après que je fus rentré
chez moi, on vint me chercher en toute hâte,
parce que l'accouchée éprouvait de nouvelles
douleurs, et se croyait au moment de se délivrer d'un second enfant. Il était une heure
et demie du matin. Le toucher me fit reconnaître un gonflement considérable de la grande
lèvre du côté droit, gonflement qui s'étendait
jusqu'au périnée. Pour calmer les douleurs,
qui étaient très-vives, je prescrivis des fomentations en même temps que j'administrai à
l'intérieur des opiacés, que je réitérai sans
aucun succès. Les souffrances devinrent atroces, la tumeur augmenta au point d'acquérir
le volume de la tête d'un enfant à terme, prit
une couleur livide. Je pensai qu'une pareille
tumeur ne pouvait être formée que par du
sang provenant de quelque vaisseau qui s'était
rompu pendant le travail, et que je ne par-
viendrais à soulager la malade qu'en donnant
issue au liquide épanché. Vers cinq heures du
matin, j'incisai, au moyen d'une lancette, la
grande lèvre dans l'étendue d'environ cinq
pouces. En écartant les bords de cette incision,

je découvris une grande quantité de sang coagulé, dont je fis l'extraction : il s'écoula ensuite du sang liquide. La malade fut aussitôt soulagée. Je fis continuer l'usage de l'opium; on appliqua sur les parties malades des fomentations et des cataplasmes émolliens. On eut recours aux lavemens pour maintenir le ventre libre. On fit usage de la sonde pour évacuer les urines, qui, accumulées dans la vessie, s'écoulaient goutte à goutte et par regorgement. La plaie, pansée avec du cérat, fut complètement cicatrisée le vingt-unième jour des couches. (*The med. and phys. Journ.* vol. XI, 1804, p. 42.)

Cette observation démontre très-manifestement les avantages de l'incision des thrombus vulvaires. Des douleurs atroces, qui avaient résisté à des opiacés, furent calmées comme par enchantement aussitôt que le sang eut été évacué. Si Blagden eût moins tardé à pratiquer cette incision, s'il l'eût faite au moment de son arrivée auprès de la malade, n'aurait-il pas épargné à celle-ci plusieurs heures de souffrance? n'aurait-il pas prévenu le délabrement du tissu cellulaire occasionné par l'accroissement considérable de la tumeur, et par conséquent abrégé la durée de l'accident, en rendant ses suites moins graves? Je ne fais point ces réflexions pour déverser le blâme sur la conduite du docteur Blagden : loin de moi pareille intention ! Je sais qu'il est bien facile de juger après l'événement. Je connais toute la perplexité que l'on éprouve à l'apparition d'un accident insolite. Je n'ai d'autre but que de tirer pour l'avenir tout le parti possible de l'observation intéressante de ce praticien.

Le fait suivant vient à l'appui de ma manière de voir.

Le 30 août 1809, vers cinq heures du soir, Mme C.*** accoucha, après un travail de six heures, d'un enfant très-gros. Cinq heures après la délivrance, on vint me chercher en toute hâte, dit le docteur Dewees, parce que, peu après le départ de la sage-femme, il était survenu à la vulve un gonflement considérable. En examinant cette partie, je trouvai la grande lèvre gauche très-distendue, livide et très-douloureuse. Je m'opposai à ce que le gonflement fit des progrès, en pratiquant plusieurs ponctions, qui favorisèrent l'écoulement d'une quantité considérable de sang liquide. Non-seulement cette évacuation s'opposa au développement de la tumeur, mais encore elle procura un grand soulagement à la malade. On appliqua un cataplasme de mie de pain, et on eut recours au laudanum pour calmer les douleurs qui existaient encore.

Le 31, les douleurs sont toujours fortes ; il y a de la fièvre. La tumeur, presque aussi volumineuse que la veille, est couverte de phlyctènes; on l'incise dans toute sa longueur ; on la recouvre ensuite d'un cataplasme de poudre de charbon., et l'on pratique une saignée du bras. La malade se trouve grandement soulagée de l'emploi de ces moyens. Son état reste à-peu-près le même jusqu'au 5 septembre; où il fut possible à Dewees de procurer, par de légères pressions, l'expulsion d'une grande partie des caillots. Il en fit autant tous les jours jusqu'au 15. La plaie s'en trouva alors complètement débarrassée, et la guérison eut lieu vers la fin de la cinquième semaine. (*Journal cité.*)

D'après l'effet de simples ponctions sur les douleurs, sur l'accroissement de la tumeur, on voit tout l'avantage que l'on aurait pu retirer d'une large incision.

Il est des praticiens cependant qui blâment l'ouverture trop prompte des thrombus de la vulve et du vagin. Ils craignent qu'il n'en résulte une hémorrhagie dont on ne pourra pas se rendre maître. En temporisant, disent-ils, la coagulation du sang arrêtera son écoulement; on pourra ensuite en procurer la sortie sans danger. « On me reprochera peut-être, dit Coutouly, à la suite de l'observation qu'il a publiée, de n'avoir point ouvert assez tôt la tumeur pour donner issue au sang qui était épanché. Une incision prématurée n'aurait-elle pas pu déterminer une hémorrhagie dangereuse et difficile à arrêter? » Cette crainte parait au premier abord d'autant mieux fondée qu'il existe plusieurs exemples de ruptures spontanées de thrombus de la vulve ou du vagin, qui furent suivies de pertes de sang mortelles. C'est ce que l'on voit dans les observations de Peu, de Casaubon et de Peyrilhe. En voici une autre rapportée par Berdot.

Une femme, dit-il, périt misérablement à la campagne il y a quelques années; la tumeur qui était considérable vint se présenter à la vulve; la sage-femme pour favoriser la sortie de la tête de l'enfant, comprima cette tumeur tantôt d'un côté, tantôt de l'autre; mais voyant que ses peines étaient inutiles, elle crut devoir la comprimer de manière à la faire rentrer dans l'excavation du bassin, d'où chaque douleur la faisait sortir plus volumineuse. Ne pou-

vant parvenir à empêcher la tumeur d'occuper
la vulve, elle prit le parti de la crever en la pin-
çant avec les ongles ; il sortit de suite une pro-
digieuse quantité de sang qui ne cessa de ruis-
seler qu'à la mort de la malade. L'enfant fut
expulsé sans vie peu avant que la mère expirât.
(*Ouv. cité*, T. II, p. 521.)

De pareils faits semblent militer fortement en
faveur de l'opinion des praticiens qui condam-
nent l'ouverture trop prompte des tumeurs sanguines. Mais voyons s'ils méritent sous ce rapport toute l'importance qu'on leur a accordée.

Je vais commencer par prouver qu'en diffé-
rant l'incision de vingt-quatre heures, de sept
jours et même de plusieurs semaines, on n'est
pas toujours pour cela à l'abri de l'hémorrhagie.

Brasdor eut occasion de voir une tumeur
sanguine survenue après l'accouchement. Cette
tumeur existait depuis vingt-quatre heures ;
elle occupait un des côtés de la vulve seulement. Il en fit l'ouverture et il s'en évacua
beaucoup de sang ; il pansa mollement sans
tamponner le fond de la poche ; mais le lendemain trouvant le foyer rempli de nouveau, et
voyant le sang couler assez abondamment, le
chirurgien employa la charpie trempée dans
une forte dissolution d'alun, ce qui arrêta sans

retour l'hémorrhagie. (*Recueil périodique*,
T. I, p. 569.)

On voit que vingt-quatre heures après l'ouverture de la tumeur, quarante-huit heures
après son apparition, le sang coulait assez abondamment pour nécessiter un tamponnement
particulier. Dans l'observation suivante, il s'é-
tait écoulé beaucoup plus de temps.

« Une jeune femme blonde, délicate, d'une
constitution molle et nerveuse, enceinte pour
la première fois, eut pour accoucher des douleurs vives et fréquentes, et dans les derniers
temps du travail de l'accouchement, la lèvre
droite de la vulve acquit en peu de minutes et
sans douleur, un volume très-considérable. Il
était évident que cette tumeur était formée par
une infiltration de sang dans le tissu lamineux
de la lèvre, et dans l'espérance que la résolution pourrait s'en opérer, on se borna pendant
quelque temps à appliquer sur la partie des
compresses de linge fin trempées dans un infusion de fleurs de sureau, de camomille, ou de
feuilles de sauge que l'on renouvellait de temps
en temps ; mais ces moyens étant inefficaces,
nous vîmes cette jeune femme le septième jour
après son accouchement ; elle était pâle, abat-
tue, et quoique les lochies n'eussent point été

très-abondantes, le pouls était petit, faible, fréquent : la lèvre droite de la vulve renversée en dehors, formait une grosse tumeur oblongue, brunâtre, luisante, tendue, qui paraissait prête à se rompre, peu douloureuse au toucher, et dans laquelle on sentait manifestement de la fluctuation. On y fit avec la lancette une petite incision longitudinale qui donna issue à du sang noir, épais, mêlé de petits caillots, dont nous évaluâmes la quantité à environ quatre onces ; mais au lieu de s'arrêter spontanément comme on pouvait l'espérer, le sang coulait continuellement par l'incision pratiquée à la lèvre de la vulve ; il était noir et épais. Comme la malade s'affaiblissait sensiblement, on appliqua sur l'incision un petit tampon de charpie fine trempée dans de l'eau alumineuse, que l'on soutint pendant quelque temps avec les doigts, ce qui détermina la formation d'un caillot compact qui arrêta l'effusion du sang : mais la faiblesse était parvenue à tel point que, malgré tous les soins, la malade succomba le douzième jour après son accouchement. A l'ouverture du corps nous trouvâmes sous le péritoine une grande quantité de sang coagulé, infiltré dans les mailles du tissu adipeux qui environne le côté droit du vagin et l'in-

testin rectum. Cette infiltration ne se bor-
nait point à l'excavation pelvienne, mais encore elle se prolongeait sur le corps des vertè-
bres des lombes, et même entre les deux
lames du mésentère. Malgré notre attention à
en rechercher la source, nous ne pûmes reconnaître d'une manière évidente quel genre
de vaisseau avait pu fournir cette effusion. Nous
présumons seulement qu'elle provenait de la
rupture d'une des branches de ce plexus veineux qui entoure l'orifice du vagin. (Chaussier,
Mémoires de méd. légale, p. 399.) »

Le thrombus existait depuis sept jours lorsque l'incision fut pratiquée, et cependant
après que les caillots eurent été enlevés le sang
continua à couler de manière à affaiblir considérablement la malade, qui succomba au bout
de cinq jours.

J'ai rapporté précédemment, d'après Baudelocque, un fait dans lequel l'ouverture du
foyer ne fut pratiquée que plus de trois semaines après l'accouchement, et cependant il
y eut une hémorrhagie qui nécessita le tamponnement de ce foyer.

Le but principal que l'on se propose en dif-
férant l'ouverture des tumeurs sanguines, c'est
de ne pas s'exposer à une hémorrhagie que

l'on craindrait de ne pas pouvoir arrêter. Ces faits démontrent que ce but peut n'être pas obtenu. J'ajouterai que si plusieurs fois la rupture spontanée de thrombus a été suivie d'hémorrhagies mortelles, dans des cas où la cause de ces thrombus, c'est-à-dire, les efforts de la femme et la compression occasionnée par l'enfant, ont persisté jusqu'à la fin, bien plus souvent un pareil résultat n'a pas eu lieu, soit que les tumeurs se fussent ouvertes spontanément, ou l'eussent été par l'art. On trouve dans ce mémoire un grand nombre de faits qui le démontrent. J'y joindrai le suivant.

Le 24 avril 1816, je fus appelé, dit le docteur Dewees, auprès de Mme G.**** qui était grosse de deux enfans et en travail. A dix heures du soir, elle accoucha d'une fille, et environ dix minutes après l'expulsion de cet enfant, il parut à la vulve une tumeur considérable qui avait son siége dans la grande lèvre du côté droit ; cette partie, dont on ne voyait que la surface interne, était extrêmement noire. Néanmoins avant mon arrivée, par suite des efforts que la femme avait faits pour se délivrer de son second enfant, la tumeur s'était rompue. Lorsque j'examinai la vulve, il existait encore un peu de gonflement, quoique

la grande lèvre fût déchirée dans toute sa longueur. Le second enfant était bien situé. Les
contractions utérines se renouvelaient avec
force et fréquence ; la malade souffrait beaucoup dans la région du pubis. Environ quinze
minutes après mon examen, la grande lèvre se
distendit encore, se rompit de nouveau, et
cela se renouvela quatre fois avant la naissance de l'enfant, de manière que cette lèvre ne
conserva d'adhérence que vers le périnée qui
lui-même, lors du passage du second enfant,
fut déchiré jusqu'à l'anus, malgré tout ce que
je pus faire pour m'opposer à un pareil délabrement.

Le lendemain, l'accouchée qui avait perdu
au moins douze onces de sang par cette grande
plaie n'éprouvait que de légères douleurs ; il
existait à peine un peu de gonflement à la
vulve. Néanmoins comme il y avait de la fièvre,
quelques tranchées et que les urines ne cou-
laient pas, Dewees prescrivit une cuillerée
d'essence de nitre et un lavement purgatif.

Le 26, cours facile de l'urine ; il n'y avait
d'autre douleur que celle produite par la lésion du périnée. La malade garda pendant
quelque temps une position horisontale, et
au bout d'un mois, elle était bien rétablie
(*Journal cité*).

Il n'existe aucun exemple dans lequel la déchirure ait été aussi étendue, se soit renouvelée quatre fois, et cependant malgré les efforts de la femme et la compression exercée par
l'enfant, il n'y eut point d'hémorrhagie alar-
mante.

Les praticiens qui redoutent l'ouverture trop
prompte des thrombus vulvaires, disent que
l'intégrité des parties opposera au sang qui s'é-
panche une résistance qui en favorisera la coagulation, et par suite empêchera qu'il ne sorte de ses vaisseaux. Mais avant que les choses
soient arrivées à ce point, si même elles y ar-
rivent, en supposant que la distension des parties n'ait pas amené leur rupture, il existera un
désordre considérable dans le tissu cellulaire
environnant, qui non seulement sera infiltré
de sang, mais encore se trouvera déchiré de
manière à former un vaste foyer qui quelquefois s'est propagé jusque dans les régions lom-
baires et le mésentère. Le sang pourra s'épancher en quantité assez grande pour porter une
atteinte profonde aux forces de la femme, donner lieu à des syncopes, sans qu'il s'en soit
écoulé une goutte au dehors, comme on le voit
dans les observations de Reeve, Chaussier,
Mme Lachapelle. Plus tard, l'inflammation de

ce vaste foyer , la putréfaction des caillots amèneront d'autres accidens qui pourront être funestes (Boer , Ané.)

En ouvrant au contraire de bonne heure les tumeurs sanguines de la vulve , lorsque leu r volume continue à s'accroitre de manière à faire perdre tout espoir de terminaison par résolution , on préviendra les grands désordres dont je viens de parler. A la vérité il pourra se faire un écoulement de sang abondant au dehors ; mais ne vaut-il pas mieux qu'il en soit ainsi que de voir le sang s'infiltrer dans le tissu cellulaire? Si l'hémorrhagie est assez abondante pour que les jours de la femme soient menacés, on trouvera toujours dans le tamponnement, soit de la plaie , soit du vagin , ou des deux parties à la fois , un moyen certain de l'arrêter : et ce tamponnement sera bien préférable à la résistance des parties sur laquelle comptent quelques auteurs. Car cette résistance peut être très-grande à la peau et aux parois du vagin , tandis qu'elle le sera moins dans le tissu cellulaire du bassin. Le sang continuera par conséquent à s'épancher dans la profondeur des organes. Avec le tamponnement , au contraire , on arrête complètement la sortie du sang hors des vaisseaux , en agissant directement sur leur ouverture. Je ne saurais donc approuver le conseil donné par Schneider et répété par Meissner, de n'ouvrir qu'au bout de vingt-quatre ou quarante-huit heures les thrombus qui se forment après l'accouchement. Je pense qu'après comme pendant l'acouchement, il faut les inciser largement le plus promptement possible

Parmi les partisans de l'ouverture immédiate des tumeurs sanguines, quelques-uns, Dewees entr'autres, veulent que l'on commette à la nature le soin d'expulser les caillots. Ils espèrent, en agissant ainsi, calmer les douleurs et ne point s'exposer à une hémorrhagie externe. « On cite, dit Dewees, des cas où l'hémorrhagie a été si considérable après la rupture qu'il a fallu boucher la plaie avec de la charpie et même tamponner le vagin. Je n'ai jamais vu l'hémorrhagie résulter du plan que je propose, et je ne vois pas comment elle peut avoir lieu, à moins que l'on n'ait fait des tentatives prématurées et trop brusques pour détacher le caillot. On doit avoir soin de l'éviter et ne confier sa séparation qu'aux forces de la nature. » Les faits que Dewees semble repousser sont authentiques, et il n'est que trop vrai qu'une hémorrhagie grave peut avoir lieu, quoique l'on n'ait rien fait pour détacher les caillots. En persistant alors à ne pas y toucher, on sent combien il serait difficile de tamponner, et on comprend de suite que le tampon ne portant pas directement sur les vaisseaux divisés, pourrait bien être impuissant contre l'hémorrhagie.

D'autres praticiens en plus grand nombre, ne redoutant pas l'écoulement du sang dont ils sont toujours sûrs de pouvoir se rendre maîtres, donnent le conseil de débarrasser, autant que possible, le foyer de tout le sang qui s'y trouve amassé. « Il faut ouvrir la tumeur, l'ouvrir sans délai, dit Siebold, et en faire sortir le sang coagulé. » En agissant ainsi, on prévient la putréfaction des caillots, une suppuration longue et de mauvaise nature, la résorption de la sanie putride et tous les accidens qui dérivent d'une pareille résorption. Tous les praticiens connaissent le danger qu'il y a de laisser dans un foyer, dans une cavité où l'air a accès, une grande quantité de sang coagulé, et Pelletan, dans son beau Mémoire sur les épanchemens de sang, a démontré cette vérité d'une manière péremptoire. J'ai rapporté, d'après Ané et Boër, deux observations dans lesquelles les accidens résultant de la putréfaction du sang épanché sont palpables. Les femmes ont succombé à ces accidens. Voici un autre fait qui s'est terminé heureusement, et dans lequel cependant la résorption purulente me paraît avoir existé.

Une femme, âgée de vingt-cinq ans, enceinte pour la première fois, accoucha naturellement à terme. L'enfant, parvenu aux parties externes de la génération, fut expulsé si rapidement que le périnée fut en partie déchiré, malgré le soin que l'on eut de le soutenir. Dans le courant de la journée, cette femme se plaignit d'envies continuelles de vomir, de tintement dans les oreilles, de douleurs au périnée et dans la région de la vessie, et d'une prostration insolite.

Le lendemain matin, les accidens persistant, le professeur Joerg prescrivit un léger calmant; on évacua la vessie avec la sonde, et on appliqua des fomentations aromatiques sur les parties externes de la génération et le périnée. Le soir, la malade ne pouvant uriner, il fallut répéter le cathétérisme. On aperçut alors une tumeur d'un rouge noirâtre, molle, fluctuante, très-douloureuse à la pression, du volume d'un œuf d'oie, qui, commençant dans la grande lèvre gauche, se prolongeait le long du vagin dans l'étendue de trois pouces, et repoussait la paroi gauche de ce canal vers la droite.

Le troisième jour, malgré la persistance des accidens, les lochies continuèrent à bien couler, la peau devint moîte, et la montée du lait eut lieu.

Le quatrième jour, il se fit à la partie inférieure et interne de la lèvre gauche une petite ouverture qui pouvait admettre l'extrémité du doigt indicateur ; cette ouverture donna issue à du sang séreux, d'où résulta l'affaissement de la tumeur ; mais le sang coagulé restait adhérent aux parois du foyer ; la malade se trouva cependant soulagée. Les urines ne reprenaient pas leur cours.

Le cinquième jour, la nuit avait été agitée ; il existait une fièvre intense et de fortes douleurs dans le côté gauche du bassin et dans la région de la vessie. L'ouverture de la tumeur ne fournissait qu'une petite quantité de sang décoloré et très-fétide.

Le sixième jour, la fièvre persistait ; la tumeur ne diminuait pas ; elle était toujours douloureuse, et pendant la nuit les douleurs s'étaient répandues dans toute la cavité abdominale ; elles s'étaient un peu appaisées vers le matin. Déjà on avait trois fois chaque jour injecté dans le foyer une infusion tiède de serpolet. On crut devoir explorer l'étendue de ce foyer, dont l'ouverture s'était agrandie suffisamment pour admettre le doigt : on ne put en toucher les parois dans tous les points. L'abdomen, qui était gonflé et dur, parut plus souple le soir, après l'émission de beaucoup de vents.

Le septième jour, vers le soir, une fièvre violente, une respiration courte, anxieuse, l'affaissement des mamelles, de la céphalalgie, des tintemens d'oreilles, des vertiges, annonçaient que l'état de la malade avait empiré beaucoup. On prescrivit de légères doses de calomel, qui fut continué le lendemain. Les accidens disparurent complètement, ce qui fit croire qu'ils étaient nerveux. La tumeur fournissait un liquide décoloré, fétide, mêlé de quelques petits caillots ; la peau des environs de l'ischion avait une couleur bleue. Il y avait une grande soif, de la moîteur, absence complète d'appétit, abattement ; la figure était pâle et livide.

Quelques heures de repos pendant la nuit soulagèrent beaucoup la malade ; on continuait toujours les injections. On eut recours à des laxatifs.

Le 9.ᵉ jour, la malade vomit abondamment de la bile, et le dixième, malgré la grande diminution de volume qu'avait éprouvé la tumeur du vagin, des douleurs violentes s'y firent sentir; la matière qui s'en écoulait était plus ichoreuse que purulente. Le onzième jour, nouvelle amélioration; le cathétérisme était devenu plus facile; pendant les jours suivans, le liquide, tantôt ichoreux, tantôt sanguinolent et toujours très-fétide qui sortait de la tumeur, devint purulent, perdit sa mauvaise odeur; en même temps l'appétit revenait, la faiblesse était moins grande. Ce ne fut que le dix-septième jour que les urines reprirent leur cours naturel, et le vingt-cinquième jour, la malade, parfaitement guérie, put sortir de l'hôpital. (Siebenhaar, *Dissert. inaug.*, p. 2.)

La maladie était bien moins étendue que dans les observations de Boër et Ané : aussi la malade y a-t-elle survécu. Cependant l'invasion des accidens, au moment où la fétidité de l'écoulement annonçait la putréfaction des caillots, à une époque où les douleurs locales étaient moins grandes, la fièvre, la céphalalgie survenant sans cause apparente et disparaissant de même, la prostration continuelle des forces, les menaces de péritonite qui se sont renouvelées plusieurs fois, l'efficacité des laxatifs pour pallier les accidens, toutes ces circonstances réunies me paraissent avoir été évidemment occasionnées par une cause unique, la résorption d'une certaine quantité de matière purulente, et je suis convaincu que le rétablissement de la malade aurait été plus prompt, accompagné de moins de dangers, si une large incision avait permis, dès les commencemens, de faire sortir tout le sang coagulé.

Il sera donc utile de vider autant que possible le foyer du sang qu'il contient, de débarrasser le tissu cellulaire des caillots qui y sont déposés. Aux avantages qui résultent de cette méthode de traitement, et dont je viens de parler, on peut joindre celui de faire cesser l'état de gêne dans lequel se trouve la femme, de lui permettre de changer de position.

Le soin de débarrasser le foyer est indispensable pendant le travail de l'enfantement. Nous avons vu que le gonflement des parties peut être tel que la sortie du fœtus en devienne impossible; Alix et Sedillot, entre autres, ne parvinrent à l'extraire qu'après qu'ils eurent nétoyé le tissu cellulaire de tout le sang qui y était extravasé.

Ce soin n'est pas moins urgent après la délivrance, pour prévenir la rétention des lochies, l'hémorrhagie interne de l'utérus, la rétention des urines, et même rendre possible le cathétérisme.

Rueff, dès l'année 1554, a donné le conseil d'ouvrir les tumeurs sanguines et d'en faire sortir tout le sang coagulé. On me saura gré, je pense, de transcrire ici le passage peu étendu qu'il a consacré à cet accident.

Quod si contingerit etiam inflationem aliquam, vel concretum in præputiis matricis sub cute apparere sanguinem, ex partûs laboribus et difficultate obortum, venulis aut fibris-ruptis propter dilata-tionem, ut fit, nimiam : vel interius tumor aliquis sanguineus enatus fuerit, quibus et infans et se-cundæ ante partum multum impediri solent ; eum tumorem, sive ante sive post partum apparuerit, obstetrix, ubi materia tenuior et maturior visa fuerit, puro cultello incidat, concretum sangui-nem exprimat, et inflationem deprimat, quæ com-maculata sunt abstergat, infantemque si nondum natus fuerit ut poterit producat. Pessarium deinde sæpe inserat, oleo rosarum deungat, et quotidie donec sanata fuerit obliget. Eo enim modo et nos non semel in his casibus progressi sumus. (*De conceptu et generatione hominis, etc. libri sex,* Tigurini 1554, feuillet 31).

Ce passage de Rueff ne laisse aucun doute sur les tumeurs dont il a voulu parler, peut-être y a-t-il un peu d'obscurité relativement à l'époque où il conseille de les ouvrir. Cependant si l'on fait attention qu'il parle des obstacles qu'elles apportent à l'accouchement et à la délivrance, qu'il recommande de vider la tumeur avant d'extraire l'enfant, on sera porté à conclure que les mots *ubi materia tenuior et maturior visa fuerit,* se rapportent plutôt à l'endroit où l'incision doit être pratiquée, qu'à l'époque où elle devra être faite.

Tout en ne redoutant pas l'hémorrhagie, je conseillerai cependant de faire tout ce qui est possible pour l'éviter. On procédera avec ménagement à la séparation, à l'évacuation des caillots, s'abstenant toujours d'agir avec violence. Nous avons vu que M. Massot s'est servi d'une cuiller à café par vider les cellules. Les doigts ont suffi dans un grand nombre de circonstances et Coutouly, Zeller et autres se sont bien trouvés d'avoir eu recours à des injections faites avec de l'eau tiède.

Le conseil d'évacuer le foyer sanguin ne comporte pas la nécessité d'extraire jusqu'au dernier caillot, à tel prix que ce soit. Après en avoir enlevé la plus grande partie, on pourra abandonner jusqu'au pansement suivant ceux qui auront contracté de fortes adhérences. L'obligation où l'on serait de tamponner solidement, devrait seule obliger à n'en laisser aucun.

S'il survient une hémorrhagie légère, on s'en rendra facilement maître à l'aide de quelques boulettes de charpie sèche introduite dans la plaie. Si on ne réussissait point, il faudrait tamponner plus fortement, imiter la conduite de Brasdor qui trempa la charpie dans une forte solution de sulfate d'alumine. Il peut quelquefois être utile de tamponner le vagin en même temps que la plaie; dans les cas par exemple où le foyer serait très-vaste, où le sang proviendrait d'un vaisseau situé dans l'épaisseur de la paroi vaginale. Meissner pensant avec D'outrepont que le sang provient toujours des vaisseaux du vagin, donne le conseil d'introduire dans ce canal et de l'y laisser pendant quelques heures, une éponge qui le remplisse exactement. Je doute qu'une éponge soit préférable à de la charpie, du vieux linge, de la filasse. Ces dernières substances pouvant être

introduites par petites portions me paraissent
plus faciles à employer : on les trouve d'ailleurs
beaucoup plus facilement sous la main. Il me
semble aussi que quand l'hémorrhagie est ré-
belle, il y a plus d'avantage à tamponner en
même temps la plaie et le vagin, qu'à remplir
seulement ce dernier.

Quoi qu'il en soit, il faut toujours apporter
beaucoup de soins dans le tamponnement ;
car il peut arriver que le lieu d'où part le sang
ne soit pas comprimé, et que l'hémorrhagie
con:inue à se faire dans le tissu cellulaire,
comme on le voit dans l'observation suivante.

Une femme âgée de vingt et un ans, enceinte pour la première fois, accoucha naturellement à l'hospice de la Maternité de Paris,
le 1.ᵉʳ août 1806, à midi, après un travail de
huit heures qui n'avait présenté rien de particulier. La délivrance eut lieu spontanément
au bout de peu de temps. A neuf heures du
soir, l'accouchée se plaignit d'une pesanteur
très-douloureuse sur le fondement ; il y avait
des efforts involontaires d'expulsion, comme
vers la fin de l'accouchement. On reconnut
dans la nuit que ces efforts étaient produits
par une tumeur qui occupait tout le côté
droit de la vulve, et se prolongeait jusqu'à

l'anus. Cette tumeur obstruait tout le vagin, comprimait le canal de l'urètre au point de s'opposer à l'émission des urines et à l'écoulement des lochies.

Le lendemain, le ventre était très-developpé, dur, douloureux à la pression. On évacua la vessie avec la sonde, dont l'introduction fut difficile. On appliqua des cataplasmes émolliens sur la tumeur, et on fit des injections de même nature dans le vagin. On dût pratiquer de nouveau le cathétérisme dans la journée et dans la nuit.

Le 3 août au matin, la tumeur avait une couleur livide à sa partie inférieure, et vers l'entrée du vagin, on reconnut une escharre gangréneuse. L'abdomen était tendu, douloureux, le fond de l'utérus élevé, la peau brûlante, le pouls très-fréquent, la soif considérable. Il y avait un assoupissement continuel, d'où la malade sortait avec étonnement et agitation : elle rendait involontairement ses matières fécales. A dix heures du matin, on ouvrit la tumeur, qui était formée par du sang coagulé, que l'on fit sortir. Il parut alors un peu de sang liquide. Comme la malade s'affaiblissait rapidement, quoique cet écoulement sanguin fût peu considérable à l'extérieur, on soupçonna un épanchement intérieur. En conséquence, on tamponna le vagin et la plaie, on administra des boissons cordiales. Tout fut inutile : la malade succomba à cinq heures après midi, sept heures après l'ouverture de la tumeur.

A l'examen du cadavre, on trouva dans le péritoine un épanchement de sérosité jaunâtre. Le mésentère était largement ecchymosé, de même que toutes les parties situées dans la fosse iliaque droite. Il y avait dans l'excavation pelvienne un caillot de sang noir très-volumineux.

Cette observation, qui est publiée ici pour la première fois, me paraît fort curieuse sous plusieurs rapports. La tumeur n'est survenue que neuf heures après l'accouchement ; et son volume a augmenté rapidement, au point d'intercepter le cours des urines et des lochies, de rendre le cathétérisme difficile. Des symptômes de péritonite se sont déclarés promptement, et ont contribué beaucoup à accélérer la terminaison funeste. Cette inflammation, dont j'ai rapporté deux autres exemples, ne me semble pas aussi fréquente que paraît le craindre Meissner. La tumeur ne fut ouverte que trente-six heures après son apparition, et cependant une hémorrhagie eut lieu. Nouvel exemple à ajouter à ceux que j'ai cités. La présence d'un caillot très-volumineux dans le côté droit de l'excavation pelvienne, prouve que le tampon a été mal appliqué : on ne l'a pas porté assez haut, et peut-être l'infiltration du mésentère et de la fosse iliaque est-elle due à l'obstacle que le sang a éprouvé pour s'échapper au dehors. Le tampon a été placé au-dessous de l'ouverture veineuse. Au reste, l'état très-fâcheux dans lequel se trouvait la malade au moment de l'ouverture du thrombus, ne laissait guère d'espoir de la sauver.

Que l'on ait tamponné le vagin et la plaie en même temps, ou seulement cette dernière, il est important de se rappeler le conseil fort sage donné par Baudelocque toutes les fois que l'on a recours au tampon après la délivrance. Il faut alors surveiller l'utérus, et désobstruer le vagin pour permettre l'issue des lochies si l'on s'appercevait que l'utérus se développât d'une manière inquiétante.

On a bien recommandé de favoriser l'écoulement des lochies au moyen d'une sonde de gomme élastique placée dans l'orifice de l'utérus, et qui serait maintenue dans cette situation par le tampon même que l'on introduirait

après. Sans doute qu'en donnant ce conseil,
on n'a pas fait attention à la coagulation du
sang. Le plus petit caillot boucherait la sonde,
et au moment où l'on se reposerait sur elle pour
prévenir l'accumulation du sang dans l'utérus,
l'accouchée pourrait succomber à une perte interne. On a proposé pour remplir le même but,
des canules particulières. Mais, ou l'extrémité
qui est introduite dans le vagin, n'est pas très-
évasée, afin de pouvoir pénétrer et demeurer
dans l'orifice de l'utérus, et alors elles ne valent
guère mieux que les sondes : ou cette extrémité est très-large, doit être seulement appliquée contre l'orifice de l'utérus : et dans ce, cas
le plus léger mouvement peut faire cesser leur
rapport, le sang ne pourra s'engager dans la
canule et au milieu d'un danger imminent on
conservera une sécurité trompeuse. Rien ne
me paraît pouvoir suppléer à une surveillance
continuelle.

Le tamponnement sera souvent insuffisant
pendant le travail de l'enfantement. Les efforts
de la femme en refoulant le sang dans la veine
cave inférieure, la présence de l'enfant en gê-
nant la circulation dans les veines du bassin,
devront nécessairement forcer le sang à s'é-
chapper par le vaisseau ouvert, à vaincre l'ob-

stacle qu'on aura opposé à son écoulement. On peut remarquer que c'est surtout pendant la grossesse et l'accouchement que les ruptures spontanées de thrombus vulvaires ont été suivies d'hémorrhagies mortelles. J'ai rapporté d'après d'Outrepont l'exemple d'une rupture de varice du vagin, à la suite de laquelle il fut impossible d'arrêter l'écoulement du sang, avant qu'on eût terminé l'accouchement. Il faudra donc ne pas abandonner cet accouchement à la nature, et faire l'extraction de l'enfant aussi promptement que possible; il ne faudra point compter sur des circonstances aussi favorables que celles qui se sont présentées dans l'observation suivante :

Au moment où la tête du fœtus s'approchait des parties externes de la génération, dit Mme Lachapelle, une quantité considérable de sang s'écoula tout-à-coup sous la malade; l'écoulement était continu et avait lieu aussi bien dans l'intervalle des douleurs que pendant leur durée; seulement les contractions de l'utérus chassaient chaque fois un flot d'eau de l'amnios qui ne se mêlait au sang que hors les organes génitaux. Cette circonstance prouvait que l'hémorrhagie n'avait point sa source dans l'utérus; et en effet, il me suffit d'écarter les lèvres de la vulve pour apercevoir à l'entrée du vagin une petite ouverture par laquelle jaillissait du sang veineux. Je me contentai d'abord d'en pincer les bords à l'aide de mes doigts, et bientôt la tête comprimant elle-même l'ouverture, m'exempta de ce soin ; mais après l'accouchement, l'hémorrhagie se renouvella, quoique l'utérus fût convenablement rétracté. Un morceau d'agaric soutenu par un tampon de charpie suffit pour arrêter l'effusion du sang et permettre une prompte guérison. (*Pratique des accouchem.* T. III, p, 198)

On conçoit que l'ouverture d'une veine puisse être bouchée par la tête de l'enfant ; mais lorsqu'il y a thrombus, le vaisseau ouvert se trouvant souvent environné de beaucoup de sang liquide ou coagulé, sa compression devient plus difficile et doit être moins exacte.

Le précepte de faire sortir tout le sang coagulé, entraîne nécessairement celui de donner à l'ouverture une grande étendue. Dans une des observations de Dewees, on voit que ce praticien après avoir fait plusieurs scarifications avec la lancette, fut obligé de pratiquer une large incision, la femme n'ayant éprouvé des premières que peu de soulagement. Pacull eut besoin d'en venir au même moyen après avoir fait avec le troisquarts une ponction par laquelle les caillots ne pouvaient sortir. L'incision devra avoir quatre, cinq et même six pouces. Il ne faut pas s'effrayer d'une pareille étendue; la plaie diminuera promptement à mesure que la distension des parties cessera. Outre l'inconvénient de ne permettre que difficilement le nettoiement du foyer, une ouverture étroite aurait peut-être encore celui de favoriser plus tard la formation d'une fistule dans l'épaisseur de la lèvre; c'est au moins ce que paraît craindre le docteur Legouais. L'incision devra être faite autant que possible dans l'endroit le plus déclive, ayant soin qu'en même temps elle comprenne les points les plus amincis, qui par la rétraction, reprendront de l'épaisseur, et pourront échapper de la sorte à la gangrène. Si déjà il existe des escharres, on devra les diviser de préférence à tout autre point.

Ledran donna le conseil d'inciser du côté de l'intérieur de la vulve, chez une femme qui souffrait pour accoucher. Quoiqu'il ne motive pas ce conseil, il est probable qu'il l'a donné parce que les parois du foyer avaient moins d'épaisseur de ce côté. Lorsque la tumeur affecte

à-la-fois la grande et la petite lèvre, la limite
qui les sépare est, dit le docteur Meissner, le
point d'élection pour l'ouverture du thrombus,
attendu que la peau y offre sa plus grande ténuité. La nature semble indiquer elle-même ce
point, ajoute-t-il; c'est là que l'on rencontre
le plus habituellement la rupture, lorsqu'elle
s'est faite spontanément. Alix veut au contraire
que l'on incise toujours en dehors ; voici les
raisons sur lesquelles il se fonde : *Per vulgus
notum est partes muliebres genitales tam internas
quam externas durante partu debere dilatari ;
omnes autem cicatrices insigniter dilatationi re-
sistere et partum efficere valde laboriosum et do-
lorificum ; quod accidere vidi feminæ malè trac-
tatæ in curatura ulcerum interiora vulvæ obsi-
dentium.* Ces réflexions d'Alix sont faites à l'occasion d'un abcès de la grande lèvre ; elles sont
applicables aux thrombus. Il est certain qu'une
ouverture sur la face interne de la lèvre devien-
dra bien plus douloureuse, sera bien plus exposée à s'agrandir, qu'une pareille ouverture
située en dehors. Alix ajoute plus loin : *Pru-
dens enim chirurgus non de cura solum præsentis
mali, sed de vera quoque hujus medelæ ratione
debet cogitare, ne in sequente ægrotus malè affi-
ciatur.* Il avait affaire à une fille de dix-huit

ans, qui plus tard devint mère. Il termine par des considérations relatives au pansement. *Est quoque adnotandum, ægrotam non tam facile deligari potuisse, si apertura facta fuisset interius; non solum enim majori dolorum cruciatu stipata, sed impedimento quoque fuisset eruptioni mensium in medio curæ supervenienti.* (*Ouv. cité, fascicul.* IV, p. 83.)

Dans la circonstance qui nous occupe, le pansement pourrait s'opposer à l'écoulement des liquides. J'ajouterai pour dernière raison qu'en incisant en dehors, la plaie sera beaucoup moins exposée au contact des matières qui sortent du vagin.

Tout ce que je viens de dire relativement à l'incision des thrombus, à l'évacuation du sang épanché, s'applique parfaitement aux cas dans lesquels la tumeur s'est ouverte spontanément. Si la déchirure est assez grande, on n'aura plus qu'à faire sortir les caillots. On l'agrandirait si elle paraissait insuffisante. On pense bien qu'alors on n'est plus maître de choisir l'endroit qui paraît le plus convenable.

Dans tous les cas, on panse avec de la charpie, on place la femme dans une situation propre à faciliter l'écoulement de ce qui peut être resté dans la plaie, on la maintient à un régime sévère, et on se tient en garde contre les accidens inflammatoires qui pourraient survenir, et que l'on combattrait alors avec vigueur. On remédie à ceux qui pourraient exister, tels que constipation ou rétention des urines.

Ordinairement l'inflammation ne tarde pas à s'emparer des parois du foyer; la suppuration détache et entraîne les petits caillots qui ont échappé aux recherches ou qui se trouvaient trop adhéreus; on peut favoriser leur sortie par des injections adoucissantes faites avec beaucoup de précautions. Quelquefois une contr'ouverture devient indispensable.

Bientôt la suppuration prend un caractère louable, les parties reviennent sur elles-mêmes, se resserrent de plus en plus, et la guérison s'opère. Il est important vers la fin du traitement que les pansemens soient faits de manière à prévenir la cicatrisation de l'entrée du foyer avant celle du fond. Il faut tendre à obtenir une plaie plate, pour éviter la formation d'une fistule dans l'épaisseur de la lèvre.

Les soins de propreté les plus grands doivent être mis en usage; ils soulagent beaucoup la malade et accélèrent sa guérison.

Lorsqu'il existe des escharres gangréneuses,

Dewees conseille les cataplasmes de poudre de charbon, auxquels il paraît accorder une vertu anti-septique très-prononcée. Les meilleurs anti-septiques me paraissent être des lotions souvent répétées, des injections faites avec précaution. On devra ajouter au liquide dont on se servira, et dans une proportion convenable, du chlorure de soude ou de chaux, dont les propriétés si précieuses sont en même temps si bien constatées.

Lorsqu'après avoir tenté la résolution du thrombus, on s'aperçoit que des symptômes d'inflammation et de suppuration s'emparent de la tumeur, il faut sans plus tarder l'ouvrir largement et favoriser par la position, des pressions convenables, des injections, la sortie de toute la matière épanchée. Si l'abcès s'était ouvert spontanément et que l'ouverture étroite permît difficilement l'écoulement de cette matière, il faudrait imiter la conduite que tint Siébold dans une circonstance que j'ai fait connaître, agrandir cette ouverture et vider le foyer.

Ce même praticien, dans une autre circonstance, n'attendit pas, pour ouvrir la tumeur, que des symptômes de suppuration s'y fussent manifestés.

Une femme de fort petite stature, âgée de trente-six ans, et qui, pendant sa grossesse, avait eu des varices très-considérables aux extrémités inférieures, accoucha de son septième enfant; la délivrance fut heureuse, mais les dernières douleurs avaient provoqué de violens efforts, et l'accouchée, assez long-temps après, souffrait beaucoup de la lèvre gauche. En examinant cette partie, on y voyait une tumeur élevée, d'un bleu noirâtre, à-peu-près de la grosseur du poing. Le médecin et le chirurgien avaient donné différens noms à cette tumeur, sans en soupçonner la véritable nature, et ils avaient ordonné, tantôt des cataplasmes, tantôt des résolutifs; mais tous ces moyens étant inutiles, on appela Siebold huit jours après. Il ne tarda pas à reconnaître que cette tumeur n'était autre chose qu'une masse de sang extravasé sous la peau, dans le tissu cellulaire. Il l'ouvrit, et en fit sortir par l'incision plus de deux tasses d'un sang noir et coagulé; il remplit ensuite la cavité de charpie sèche. Par cette méthode, il détermina une bonne suppuration; au bout de trois semaines, la femme fut parfaitement guérie. (*Bibliothèque Germ. Médic. Chirurg.*, tome VI, page 194.)

On voit, dans une observation que j'ai rapportée, que Boer attachait la plus grande importance à connaître l'étendue, les limites du mal. *Vix de ineunda cura prius consilium erat*, dit-il, *quam de vastitate mali planissime constiterit*, p. 320. A plusieurs reprises il l'explora, soit avec les doigts, soit avec différens instrumens. Loin que de semblables recherches présentent quelque utilité, elles ne me paraissent propres qu'à occasionner de la douleur, qu'à irriter la surface de l'abcès, à déchirer peut-être des vaisseaux ou des brides de tissu cellulaire, qui peuvent être fort utiles pour la cicatrisation. Je pense qu'il faut s'en abstenir complètement.

J'ai parlé plus haut du régime antiphlogistique et de la diète sévère auxquels il faut soumettre les malades. On pense bien que ces moyens ne devront pas être continués avec rigueur pendant toute la durée de la maladie ; qu'il faudra accorder un peu de nourriture à mesure que l'on marchera vers la guérison.

On préviendra les accidens dus à la résorption purulente, en rendant facile la sortie du pus, soit par la position de la femme, soit par des contre-ouvertures sagement ménagées, par des pansemens aussi fréquens que la suppuration l'exige. Des injections dans la plaie présentent , sous ce rapport , beaucoup d'avantages. Il est très-important de prévenir le croupissement du pus qui, par son mélange avec le sang , est si disposé à contracter de mauvaises qualités.

Si des accidens particuliers venaient annoncer cette résorption purulente, on tirerait le plus grand avantage d'une nourriture légère, et en même temps propre à soutenir les forces, et surtout de l'usage du quinquina en décoction. Il faudrait bien prendre garde de ne pas s'en laisser imposer sur le caractère de la fièvre, et de ne pas s'abstenir des moyens qui seuls peuvent la combattre.

FIN.

TABLE DES MATIÈRES.

FIN DE LA TABLE.

www.ingramcontent.com/pod-product-compliance
Ingram Content Group UK Ltd.
Pitfield, Milton Keynes, MK11 3LW, UK
UKHW022340090726
13658UKWH00001B/376